U0207520

主编简介

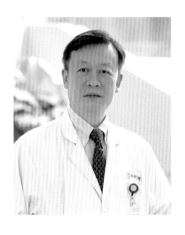

杨 军

  主任医师，博士研究生导师，上海市优秀学科带头人，上海交通大学医学院附属新华医院耳鼻咽喉 – 头颈外科主任。师从耳神经及侧颅底外科大师 Fisch 教授、Sterkers 教授、Sanna 教授。擅长人工耳蜗植入、眩晕疾病、听力障碍疾病、面神经疾病、听神经瘤、颈静脉孔区肿瘤的诊断与治疗。

  现任 Barany 协会会员、中国优生科学协会听觉医学分会副主任委员、上海市医学会耳鼻咽喉头颈外科专科分会副主任委员、上海市中西医结合学会耳鼻咽喉科专业委员会副主任委员等，以及 *Acta Oto - Laryngologica*、《中华耳鼻咽喉头颈外科杂志》等 8 本期刊编委。成功申办第八届梅尼埃病及内耳疾病国际研讨会（2021 年 4 月 22～25 日）。

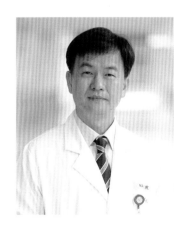

张 青

  主任医师，博士研究生导师，上海交通大学医学院附属新华医院耳鼻咽喉 – 头颈外科副主任。

  现任中华医学会耳鼻咽喉 – 头颈外科学分会听力学组委员、欧洲神经耳科平衡协会（NES）会员、国际耳内科医师协会（IAPA）中国分会秘书长、Barany 协会会员、《中华耳鼻咽喉头颈外科杂志》编委。曾任中华医学会耳鼻咽喉 – 头颈外科学分会第十一届青年委员会委员、第七届全国眩晕与平衡障碍专题研讨会执行主席。

● 眩晕诊治丛书
● 丛书主编 杨 军

国家科学技术学术著作出版基金资助出版

眩晕外科手术图谱

ATLAS OF MICROSURGERY OF OTOLOGIC VERTIGO

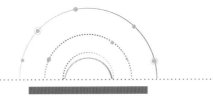

主 编 杨 军 张 青

科学出版社

北 京

内 容 简 介

眩晕外科是耳源性眩晕疾病治疗有机整体中不可或缺的一部分，这些疾病经过内科保守治疗不能得到有效控制时，眩晕外科常可发挥重要作用。本书以眩晕外科手术为主要对象，分不同章节详细介绍了不同疾病状态下眩晕外科手术治疗的步骤。全书以术中照片展示为主要描述方式，强调手术操作的重点和要点，亦兼顾围手术期的治疗、护理，以及术后并发症等相关临床问题。本书大部分章节还添加了二维码以展示与重点内容相关的手术视频，读者可以在阅读本书的同时参看这些视频，以获得更加直观的阅读效果。

本书适合眩晕诊治领域的临床医生、医学生及相关从业人员阅读。对于眩晕内科领域的医生来说了解外科操作也有一定的参考价值。

图书在版编目（CIP）数据

眩晕外科手术图谱/杨军，张青主编．—北京：科学出版社，2020.11
　（眩晕诊治丛书）
　ISBN 978-7-03-066865-3

Ⅰ.①眩… Ⅱ.①杨… ②张… Ⅲ.①内耳眩晕症－耳鼻喉外科手术－图谱 Ⅳ.①R762-64

中国版本图书馆 CIP 数据核字（2020）第 221185 号

责任编辑：闵　捷/责任校对：谭宏宇
责任印制：黄晓鸣/封面设计：殷　靓

科学出版社 出版
北京东黄城根北街 16 号
邮政编码：100717
http://www.sciencep.com
上海锦佳印刷有限公司印刷
科学出版社发行　各地新华书店经销

*

2020 年 11 月第　一　版　　开本：787×1092　1/16
2020 年 11 月第一次印刷　　印张：11 3/4
字数：290 000
定价：180.00 元
（如有印装质量问题，我社负责调换）

《眩晕外科手术图谱》
编委会

主 编

杨 军 张 青

副主编

何景春 郑贵亮

编 委

（按姓氏笔画排序）

于浩然 上海交通大学医学院附属新华医院耳鼻咽喉头颈外科

王利一 北京医院耳鼻咽喉科

王武庆 复旦大学附属眼耳鼻喉科医院耳鼻喉科

王鹏军 上海交通大学附属第六人民医院耳鼻咽喉头颈外科

任鹏宇 西安交通大学第二附属医院神经外科

刘宇鹏 上海交通大学医学院附属新华医院耳鼻咽喉头颈外科

严旭坤 首都医科大学附属北京天坛医院耳鼻咽喉头颈外科

杨 军 上海交通大学医学院附属新华医院耳鼻咽喉头颈外科

时海波 上海交通大学附属第六人民医院耳鼻咽喉头颈外科

吴 悔 上海交通大学医学院附属新华医院耳鼻咽喉头颈外科

何景春 上海交通大学医学院附属新华医院耳鼻咽喉头颈外科

张 青 上海交通大学医学院附属新华医院耳鼻咽喉头颈外科

张玉忠 西安交通大学第二附属医院耳鼻咽喉头颈外科

张道宫　山东大学附属山东省耳鼻喉医院眩晕疾病科

张毅博　复旦大学附属眼耳鼻喉科医院耳鼻喉科

陈籽辰　西安交通大学第二附属医院耳鼻咽喉头颈外科

陈穗俊　中山大学孙逸仙纪念医院耳鼻喉科

郑贵亮　上海交通大学医学院附属新华医院耳鼻咽喉头颈外科

夏　寅　首都医科大学附属北京天坛医院耳鼻咽喉头颈外科

高德坤　上海交通大学医学院附属新华医院耳鼻咽喉头颈外科

黄魏宁　北京医院耳鼻咽喉科

樊兆民　山东大学附属山东省耳鼻喉医院耳科中心

戴春富　复旦大学附属眼耳鼻喉科医院耳鼻喉科

David Schramm　Department of Otolaryngology-Head and Neck Surgery, Faculty of Medicine, University of Ottawa

Fahad Alkherayf　Division of Neurosurgery, Department of Surgery, Faculty of Medicine, University of Ottawa

学术秘书

杨　影　上海交通大学医学院附属新华医院耳鼻咽喉头颈外科

沈佳丽　上海交通大学医学院附属新华医院耳鼻咽喉头颈外科

丛书序

眩晕发病率很高，对患者的工作、身心状态和生活质量造成严重影响。眩晕的病因、症状体征复杂，涉及耳鼻咽喉科、神经内科、精神科、骨科、眼科、老年医学科等多个学科和专业，其中耳源性眩晕占 70%。近年来，眩晕疾病越来越受到国内外医学界的重视，成为研讨和交流的热点，国内眩晕疾病的诊治水平和科研实力也得到了显著的提升。鉴于眩晕的复杂性、临床工作的需求，出版系统介绍眩晕诊断、眩晕内外科治疗和前庭康复的书籍就显得尤为重要和难能可贵。

由杨军教授任总编的眩晕诊治丛书包含有三个分册（《眩晕外科手术图谱》《眩晕诊断学》《眩晕内科诊治和前庭康复》），由杨军、刘秀丽、徐先荣、张青教授担任主编，并组织了国内外多家医疗和科研单位在临床一线从事眩晕疾病诊治的六十余名专家，历时三年合作编写完成。

《眩晕外科手术图谱》全面系统地介绍了各种耳源性眩晕的外科手术，有历史传承，也有最新进展。图片清晰，均从临床病例中精心挑选而来，步骤细致，配合文字描述，使读者完全能够理解每个步骤以及手术的要点难点。结合书中的二维码在线视频，更使手术图谱以全方位立体化方式呈现。相信此书能够使从事眩晕外科的医师从中大获裨益。《眩晕诊断学》以使读者掌握规范的听前庭功能检测方法、准确的结果判读为目的，详尽介绍了眩晕相关疾病的床旁检查方法及结果评估，重点介绍半规管壶腹嵴功能、椭圆囊及球囊的耳石器功能的检测手段、评估方法及临床应用，将成为国内第一本最为全面的系统介绍前庭功能检查的专业书籍。《眩晕内科诊治和前庭康复》对各种眩晕疾病的诊断、内科治疗方法和前庭康复方案的制订及前庭康复方法进行了详尽的介绍。配套的系列前庭康复视频，对各种前庭功能评估和前庭康复方法的实施和操作进行了演示，用手机扫描书中的二维码即可观看、学习。本书将成为从事眩晕诊治的临床医生、检查技师和康复训练师等相关人员的一本重要的参考工具书。

我相信眩晕诊治丛书的出版必将进一步推动和提升国内眩晕医学事业的发展和眩晕疾病的诊治水平。特此推荐！

中国科学院院士
2020 年 4 月 6 日

序　一

　　杨军教授与国内外长期从事眩晕外科学领域的专家同道历时三年共同完成了《眩晕外科手术图谱》一书。该书内容全面，形式新颖，语言精练，可读性强。该书获得了2019年国家科学技术学术著作出版基金资助，是一本难得的精品之作。

　　《眩晕外科手术图谱》从应用解剖入手，文字描述结合手术图片，并通过二维码展示手术视频，全方位立体式地介绍多种外周性眩晕的外科手术。该书紧跟学科发展前沿，最后一章还介绍了最新的前庭植入相关内容。该书不仅能够使从事眩晕外科的医师从中大获裨益，对于耳显微外科及侧颅底外科等相关专业医师也有很好的借鉴意义。

　　医学是一门实践性很强的科学，需要不断地学习、积累、总结，以及创造性地传承。颞骨及颅底解剖复杂、位置深匿、腔隙狭小、毗邻结构重要，加之眩晕疾病生理、病理机制复杂，使得初学者往往难以理解、掌握。随着国内眩晕事业的蓬勃发展，近年来国外眩晕相关专著陆续在国内翻译出版，国内眩晕领域的专家也陆续出版了眩晕诊治的相关专著，但目前尚缺乏系统介绍眩晕外科手术的专著，杨军教授、张青教授领衔主编的《眩晕外科手术图谱》填补了这一空白。

　　谨此，我乐于向广大读者推荐该书！

王正敏

中国科学院院士

2020 年 2 月 10 日

序 二

一本优秀的专著需要具备新、趣、美、众的特点，就是内容新，能够紧跟时代研究前沿；语言趣，能够吸引读者；图文美，令读者感到赏心悦目；形式众，文字、图表、图片、视频等形式多样。《眩晕外科手术图谱》正是一本兼具上述四个特点的优秀专著，也因此获得了 2019 年国家科学技术学术著作出版基金资助。

首先，该书系统介绍了目前几乎所有的眩晕外科手术方式及最新的研究前沿——人工前庭植入，是目前最全面系统介绍眩晕外科治疗的专著；其次，该书将晦涩难懂的前庭解剖及枯燥的手术方式及过程，通过简洁明了、生动有趣的语言描述，引人入胜；再次，该书图片均为手术中的高清精美照片，细节展示到位，文字标示清楚，非常有利于读者理解、掌握、提高；最后，该书摒弃了以往视频与图片、文字分离的形式，创造性地将文字、图片及视频有机结合，读者在阅读文字及图片的同时，可以用手机等设备扫描书中相应二维码，观看视频，更易于进一步的理解和掌握。

创造性地传承才能使医学更好的发展，杨军教授、张青教授及该书的各位编者在眩晕外科方面均具有丰富的经验，他们创造性地将纸质图书和互联网技术有机结合，将自己的经验结晶立体地展现出来。

本人非常高兴阅读该书并乐于向各位读者推荐！相信《眩晕外科手术图谱》必将为眩晕外科技术发展和普及带来积极的影响！

郭东一

中华医学会耳鼻咽喉－头颈外科学分会名誉主任委员

2020 年 2 月 10 日

序 三

　　眩晕是门诊患者常见的主诉之一，仅次于发热和头痛。随着前庭医学研究的深入及前庭功能检测技术的进步，国内外在眩晕疾病诊治方面有了很大的进展。特别是近十年来，国内俨然已形成一股"眩晕热"，各级专业学术组织陆续成立，学术交流如火如荼，学术论文也不断增多，但相关的学术著作尤其是系统介绍眩晕外科治疗的专著并不多。

　　杨军、张青两位教授联合国内外眩晕外科专家编写的《眩晕外科手术图谱》，从应用解剖开始，由浅入深，结合精美图片和视频，从手术的适应证、具体步骤到关键要点及手术技巧，详细介绍各种眩晕外科手术。相信该书不仅能使初学者对眩晕外科产生兴趣，而且对具有一定经验的眩晕外科医师也有很大帮助。

　　杨军教授从事眩晕诊疗多年，在眩晕外科方面具有丰富的经验，该书是其团队及参编者多年外科实践经验的积累和总结。相信《眩晕外科手术图谱》的出版，将会促进我国眩晕外科技术的发展和推广！

《中华耳鼻咽喉头颈外科杂志》主编
中华医学会耳鼻咽喉－头颈外科学分会前主任委员
2020 年 2 月 10 日

前　言

近 10 年来，国内的眩晕诊疗持续升温。但同时也带来了很多问题，例如，良性阵发性位置性眩晕（耳石症）、前庭性偏头痛，临床医师从不认识到认识，到目前诊断泛化，而且引起眩晕的疾病涉及多个学科，各个学科的诊疗规范仍缺乏统一等问题。

随着国内眩晕诊治的发展，国内学者的研究成果相继发表，但相关的学术专著出版较少。尤其是在外周性眩晕的外科治疗方面，目前仅在相关耳外科或侧颅底外科学专著中有所涉及，但系统的眩晕手术专著目前尚无出版。因此，笔者邀请从事眩晕专业多年的相关国内外专家，历时 3 年，编写了本书。本书内容涵盖外周性眩晕疾病的手术适应证、禁忌证，手术的详细步骤方法，术中的关键点及经验介绍，术后可能出现的并发症及术后随访与疗效评估。本书除了介绍眩晕疾病的常规手术外，还对手术术式的历史、演变及进展进行详细的描述，使读者能够了解其发展历程，希望对提高临床思维及创新能力起到积极作用。

眩晕外科的主要治疗对象是外周性前庭疾病，包括迷路瘘管、上半规管裂综合征、梅尼埃病等。而继发于肿瘤的中枢性前庭疾病（听神经瘤）只占很少一部分。虽然需要外科治疗的眩晕患者占所有眩晕患者的比例并不高，但考虑到眩晕的高患病率，需要外科治疗的眩晕患者仍然是一个较大的群体。

梅尼埃病的外科治疗在本书中占较大篇幅。自 1861 年梅尼埃病被首次提出之后，耳科学家就在不断地探索其最有效的治疗方法。经过一个半世纪的总结和完善，目前国际上达成了以减少眩晕发作频率和减轻眩晕程度为首要治疗目标的共识。为了提高患者生活质量，减少眩晕发作带来的痛苦，在药物保守治疗无效的情况下，手术治疗成为不可或缺的治疗选择。但手术治疗前提一定是在药物及其他保守治疗无效的情况下，根据患者个体情况而采取的治疗措施。从国内外治疗方式的变化趋势来看，耳科医生们越来越多地选择生活方式调整、药物治疗，当然在大多数情况下奏效，但顽固的、难治性的梅尼埃病仍然需要手术治疗，这也反映在最新的国内外指南中。梅尼埃病的手术术式可分为两大类，即保留前庭功能的功能性手术（内淋巴囊减压术、内淋巴管夹闭术、三个半规管阻塞术）和不保留前庭功能的破坏性手术（前庭神经切断术、迷路切除术）。结合国际上数个版本的指南与多年的临床诊疗经验，我们按照平均听阈 < 50 dB HL 且言语识别率 > 50% 这一标准界定患者是否具有实用（有效）听力。对于仍有实用听力的患者，我们一般选择保留听力、前庭功能的功能性手术。对于没有实用听力的患者，则可以考虑选择破坏性手术。个性化的治疗方案是梅尼埃病治疗中一直要强调的。如患者经过药物保守治疗、功能性手术治疗仍无法有效控制眩晕的情况下，即使患者仍有实用听力，也可考虑行破坏性手术以提高生活质量。例如，前庭神经切断术虽然是不保留前庭功能的破坏性手术，但可保留听力。当然，根据有无实用听力选择手术方法比较粗略，而根据梅尼埃病的分期来选择，更加具有操作性，详见本书各章节的手术指征。

内淋巴囊减压术和内淋巴管夹闭术是风险较小、操作相对简单的两种术式。其中，内淋巴囊减压术已经有 60 多年历史，尽管从创立至今就对其疗效争议不断，但国际上较有影响力的指南、综述仍将其推荐为功能性手术的第一选择。综合既往国内外文献报道，其眩晕控制有效率在 75% 左右，个别报道较高的达 90%。我们的一组病例有效率在 78%。内淋巴管夹闭术则是最近 5 年新创立的术式，该手术创立者报道的有效率达 95%，且听力得以保留。

三个半规管阻塞术用物理方法永久性压迫膜半规管达到固化内淋巴、阻断毛细胞刺激信号的目的，从而缓解眩晕。虽然术中需要打开骨半规管并压迫膜半规管，但由于其较高的安全性和听力保留概率，仍将其视为功能保留性手术。我们报道的三个半规管阻塞术眩晕控制率为 87%，且手术前后听力无明显变化。我国《梅尼埃病诊断和治疗指南（2017）》已经将三个半规管阻塞列为推荐术式，但国外较少开展。对于部分Ⅳ期梅尼埃病患者，双耳听力损失已经达到重度或极重度感音神经性聋，可以在三个半规管阻塞的同时行一期人工耳蜗植入。这一联合术式对于眩晕控制及听力提高均有确切疗效，较有些文献报道的前庭神经切断、迷路切除的同时行人工耳蜗植入更加安全、有效。

前庭神经切断术与迷路切除术均属于破坏性手术，无论是国际指南还是国内指南均将其视为梅尼埃病的"终极治疗"。对于Ⅳ期梅尼埃病患者经过各种非破坏性治疗均无效者可考虑行前庭神经切断术。因前庭神经切断术属于颅内手术，手术风险较高，但对于经验丰富的手术团队来说这些风险均在可控范围之内。对于部分全聋的患者，则可考虑行迷路切除术。我们报道的这两种术式的眩晕控制率均达 100%。

治疗梅尼埃病的手术方式较多，疗效不一。梅尼埃病患者本身个体化差异较大，根据每一位患者的个体情况选择合适的手术方案是唯一不变的治疗准则。

本书紧密结合临床病例和手术图片，辅以手术视频，较为系统和全面地介绍各类眩晕外科手术诊疗方法的历史沿革、研究进展、手术适应证、手术步骤和操作规范等。相信本书的出版一定能够使不同级别、不同基础的从事眩晕诊疗的外科医师受益，对从事眩晕诊疗相关的耳内科医师、神经内科医师也会有一定的启发和借鉴意义。为了更好地使读者理解和学习眩晕外科手术技术，在手术步骤关键点附有二维码，读者可用手机扫描后观看相应视频。将文字描述、图片说明及手术视频三者有机结合，既能使初学者更快地入门，又能使从事眩晕外科的医师得到有益的提高。

全书近 30 万字，包含近 300 幅精美的彩色照片，以及 50 余段手术操作视频，大多是编者手术中显微镜下真实的影像。本书的笔者均为从事眩晕外科工作多年、具有丰富临床经验的专家，将自己多年临床经验及目前国内外相关的研究进展结合，编纂成书，将自己临床工作中的经验、教训、术中的技巧及术后的处理心得等一一呈现给读者。

由于笔者水平有限，书中如有不足之处，敬请各位专家读者不吝批评指正。同时，眩晕的临床研究和基础研究正呈现如火如荼的上升态势，新理论、新方法、新观念、新术式不断涌现，我们的工作既是相关经验的总结，也有临床的改进、探索和创新，其中不乏探讨之处，敬请专家读者提出宝贵意见，并期望与笔者一起通过研究实践逐步加以解决、完善。希望本书的出版能够给眩晕外科的临床诊疗工作带来帮助，为推动国内眩晕诊疗水平添砖加瓦。

最后，特别感谢中国科学院王正敏院士，中华医学会耳鼻咽喉－头颈外科学分会名誉主任委员韩东一教授、前主任委员高志强教授，以及副主任委员孙建军教授、孔维佳教授一直以来的关心、支持和指导，感谢在编写过程中一直关心帮助笔者的家人、同事、同道们！

杨 军 张 青

2020 年 7 月

本书所涉及的缩略语

英文缩写	英文全称	中文
A	arachnoid	蛛网膜
ABD	autologous bone dust	自体骨粉
AE	arcuate eminence	弓状隆起
AFN	area of facial nerve	面神经区
AICA	anterior inferior cerebellar artery	小脑前下动脉
ALSC	ampulla of lateral semicircular canal	外半规管壶腹
AN	abducens nerve	展神经
APSC	ampulla of posterior semicircular canal	后半规管壶腹
ASSC	ampulla of superior semicircular canal	上半规管壶腹
BB	Bill's bar	垂直嵴
BC	bone cement	骨水泥
BD	bone dust	骨粉
BF	bone flap	骨瓣
BP	bone plate	骨板
BS	brain stem	脑干
BW	bone window	骨窗
BWax	bone wax	骨蜡
BWR	bone window range	骨窗范围
C	cottonoids	脑棉片
CC	common crus	总脚
Ce	cerebellum	小脑
Chol	cholesteatoma	胆脂瘤
CN	cochlear nerve	蜗神经
Co	cochlea	耳蜗
CoA	cochlear area	蜗区
CSF	cerebrospinal fluid	脑脊液
D	dura	硬脑膜
DR	digastric ridge	二腹肌嵴

英文缩写	英文全称	中文
DSPB	dorsal surface of petrous bone	岩骨背面
E	elevator	剥离子
EA	electrode array	电极
EAC	external auditory canal	外耳道
ED	endolymphatic duct	内淋巴管
EL-EAC	extension line of external auditory canal	外耳道上延线
En	endosteum	骨内膜
ES	endolymphatic sac	内淋巴囊
ET	epitympanum	上鼓室
Fa	fasia	筋膜
Fat	fat	脂肪
FG	fibrin glue	生物蛋白胶
Fi	fistula	瘘管
FN	facial nerve	面神经
FS	foramina singulare	单孔
G	gelfoam	明胶海绵
GSPN	greater superficial petrosal nerve	岩浅大神经
I	incus	砧骨
IAC	internal auditory canal	内听道
IHC	inner hair cell	内毛细胞
IL	incision line	切口标志线
In	incision	切口
IN	intermediate nerve	中间神经
IVA	inferior vestibular area	前庭下区
IVN	inferior vestibular nerve	前庭下神经
JB	jugular bulb	颈静脉球
LA	labyrinthe artery	迷路动脉
LCN	lower cranial nerves	后组颅神经
LSC	lateral semicircular canal	外半规管
M	malleus	锤骨
Ma	mastoid	乳突
MAC	mastoid air cell	乳突气房
MC	mastoid cavity	乳突腔
MCo	membranous cochlea	膜蜗管
MeT	mesotympanum	中鼓室
MEV	mastoid emissary vein	乳突导血管

英文缩写	英文全称	中文
MFD	middle fossa dura	颅中窝硬脑膜
MFP	middle fossa plate	颅中窝底骨板
ML	membranous labyrinth	膜迷路
MMA	middle meningeal artery	脑膜中动脉
MPF	musculoperiosteal flap	肌骨膜瓣
MT	membranae tectoria	盖膜
MTip	mastoid tip	乳突尖
NB	nerve bundle	神经束
NLSC	nonampullated end of lateral semicircular canal	外半规管非壶腹端
O	occipital bone	枕骨
OHC	outer hair cell	外毛细胞
OW	oval window	卵圆窗
P	pinna	耳郭
PS	perilymphatic space	外淋巴间隙
PB	petrous bone	岩骨
PF	periosteal flap	骨膜瓣
PICA	posterior inferior cerebellar artery	小脑后下动脉
PSC	posterior semicircular canal	后半规管
PT	posterior tympanum	后鼓室
PV	petrosal vein	岩静脉
R	retractor	牵开器
RW	round window	圆窗
RWN	round window niche	圆窗龛
S	saccule	球囊
SA	subarcuate artery	弓下动脉
SCM	sternocleidomastoid muscle	胸锁乳突肌
SDA	sinodural angle	窦脑膜角
SGC	spiral ganglion cell	螺旋神经节
SS	sigmoid sinus	乙状窦
SSC	superior semicircular canal	上半规管
SSCD	superior semicircular canal dehiscence	上半规管裂
SSu	squamous suture	鳞状缝
ST	scala tympani	鼓阶
STA	superficial temporal artery	颞浅动脉
STM	soft tissue on the mastoid	乳突表面软组织
Surgicel	surgicel	止血纱布

英文缩写	英文全称	中文
SV	scala vestibuli	前庭阶
SVA	superior vestibular area	前庭上区
SVN	superior vestibular nerve	前庭上神经
T	tumor	肿瘤
TA	tympanic antrum	鼓窦
TC	transverse crest	横嵴
TClip	titanium clip	钛夹
TF	temporalis fascia	颞肌筋膜
TL	temporal line	颞线
TM	temporalis muscle	颞肌
TN	trigeminal nerve	三叉神经
TP	titanium plate	钛板
Tr	tragus	耳屏
TS	transverse sinus	横窦
TSC	titanium screw	钛钉
U	utricle	椭圆囊
V	vestibule	前庭
VA	vertebral artery	椎动脉
VCN	vestibulocochlear nerve	前庭蜗神经
VN	vestibular nerve	前庭神经
ZA	zygomatic arch	颧弓
ZR	zygomatic root	颧弓根

目 录

第一章

外周性眩晕相关的颞骨应用解剖

第一节 迷路及内淋巴囊解剖

人体中内耳位于颞骨岩部的骨质内，由复杂的管状结构组成，形似迷宫，称为迷路。内耳由骨迷路与膜迷路组成。骨迷路包绕在膜迷路之外，两者之间充满外淋巴，膜迷路内则为内淋巴。外淋巴化学成分与脑脊液相似，经耳蜗导水管与脑脊液相通。内淋巴的化学成分则与细胞内液相似，经前庭导水管至内淋巴囊与蛛网膜下腔相通。正常情况下，内、外淋巴之间互不交通。

一、骨迷路

骨迷路是内耳的骨性包囊，质坚似象牙，是人体内最致密的骨质，其骨壁厚 2 ~ 3 mm。在组织学上分为三层：骨外膜层、内生软骨层及骨内膜层。新生儿的骨迷路大小与成人的骨迷路大小几乎一致。骨迷路分为三部分：前庭、耳蜗及半规管（图 1–1）。

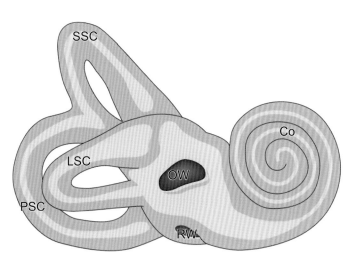

图 1–1　骨迷路模式图
SSC，上半规管；
PSC，后半规管；
LSC，外半规管；
OW，卵圆窗；
RW，圆窗；
Co，耳蜗

1. 前庭 　为一不规则的椭圆形腔隙，大小约为 6 mm×5 mm×3 mm，居于骨迷路中部，位于鼓室内壁与内听道之间，分别与耳蜗及 3 个半规管相连通。前庭前方与耳蜗的鼓阶相通，后方经 5 个小孔与半规管相通。

前庭内壁正对内听道底，内壁有一斜行的骨性突起，为前庭嵴，将前庭内壁分为上下两个窝，即前下的球囊隐窝和后上的椭圆囊隐窝。两窝之间有一小孔，为前庭导水管的开口。窝底有许多小孔，为前庭神经通过之筛孔。椭圆囊隐窝内容纳椭圆囊，窝壁也有许多小孔，称为上筛斑，为前庭上神经纤维通过之处。球囊隐窝内容纳球囊，窝壁有数个小孔，称为中筛斑，为前庭下神经纤维出口。前庭嵴的后下端呈分叉状，其间为蜗管隐窝，容纳膜蜗管的前庭盲端。后半规管壶腹处的内骨壁小孔称为下筛斑，有前庭神经下终末支纤维穿过。

前庭外壁则为鼓室内壁，有卵圆窗（前庭窗）和圆窗（蜗窗），卵圆窗为镫骨足板和环韧带所封闭，圆窗则由圆窗膜封闭。

前庭内壁的后部、椭圆囊隐窝的下方有前庭导水管开口。前庭导水管向后走行，开口于岩部后面、内听道口外下方的前庭导水管外口。前庭导水管内有内淋巴管，与内淋巴囊相连。

2. 耳蜗 　形似蜗牛壳，位于前庭的前面，由中央的蜗轴和蜗管组成。蜗底构成内听道底，耳蜗底周相当于鼓室内壁——鼓岬的部位。骨蜗管由骨螺旋板分为上、下两部分，上部又被前庭膜分为两部分。故而骨蜗管共有三个管腔，即前庭阶、鼓阶、中阶。前庭阶起自前庭，被镫骨足板及环韧带封闭；鼓阶起自圆窗，被圆窗膜封闭。前庭阶与鼓阶的外淋巴经由蜗顶的蜗孔相通。耳蜗导水管外口位于颈静脉窝和颈内动脉之间的三角窝内，内口位于蜗底鼓阶下壁近圆窗处。因此，前庭外淋巴经前庭阶 – 蜗孔 – 鼓阶 – 耳蜗导水管与蛛网膜下腔相通。

3. 半规管 　位于前庭后方，每侧各有 3 个，根据所在的位置，分别称为外半规管（水平半规管）、上半规管（前垂直半规管）和后半规管（后垂直半规管）。3 个半规管均为 2/3 环的骨管，管腔内径为 0.8～1.0 mm，每个半规管的一端膨大称为壶腹，内径为 1.6～2.0 mm。上半规管和后半规管的非壶腹端合并成一总脚，外半规管的非壶腹端称为单脚。单脚、总脚和 3 个壶腹均开口于前庭，故 3 个半规管有 5 个小孔与前庭相通。

同侧 3 个半规管平面互相垂直（每个半规管平面与另外 2 个半规管平面成直角），两侧外半规管在同一平面，两侧上半规管向后的延长线互相垂直，两侧后半规管向前的延长线互相垂直。一侧上半规管与对侧后半规管的延长线互相平行。当头位垂直时，外半规管与地面成 30° 角。也就是说，当头部前倾 30° 时，外半规管与地面平行。外半规管的壶腹端居前，在卵圆窗之上，开口于前庭后壁的外上角。外半规管的单脚（后端）开口于前庭的后部。上半规管的平面与同侧颞骨岩部的长轴垂直，位于弓状隆起之下，壶腹居前外侧，开口于前庭后壁的上外侧部。上半规管的后内侧端与后半规管的上端结合形成总脚，开口于前庭后部的内侧。后半规管的平面与同侧岩部的长轴平行，壶腹居下，开口于前庭后壁的下外侧部。

二、膜迷路

膜迷路是悬系在骨迷路内的膜性囊管，形状和骨迷路相似，包括椭圆囊和球囊、膜半规管及膜蜗管。两个囊位于前庭中，膜半规管和膜蜗管位于骨迷路的同名部分内，形状也相同。管壁由单层上皮及薄层结缔组织构成，腔内充满内淋巴。膜迷路与骨迷路间有外淋巴，内、外淋巴互不相通。椭圆囊与 3 个半规管相通，球囊与椭圆囊和膜蜗管相通。膜迷路壁上有 6 个神经上皮增厚区，在两个囊壁上的称位觉斑，在 3 个膜半规管壶腹上的称壶腹嵴，在膜蜗管的称螺旋器。其中螺旋器司听觉，其余司平衡觉（图 1-2）。

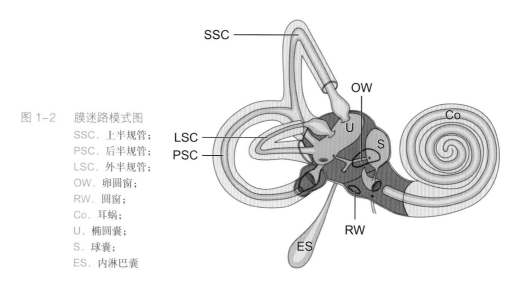

图 1-2　膜迷路模式图
SSC. 上半规管；
PSC. 后半规管；
LSC. 外半规管；
OW. 卵圆窗；
RW. 圆窗；
Co. 耳蜗；
U. 椭圆囊；
S. 球囊；
ES. 内淋巴囊

1. 椭圆囊　　位于前庭后上部的椭圆囊隐窝中，为不规则的椭圆形囊状结构，借纤维结缔组织、微血管和前庭神经的椭圆囊支紧密连于骨壁。其底部的前外侧有椭圆形、较厚的感觉上皮区，即椭圆囊斑，其上有前庭神经椭圆囊支纤维分布，感受位觉，故亦称位觉斑。椭圆囊斑有支持细胞和毛细胞的神经上皮。其顶部有一层胶体膜覆盖，称为耳石膜，此膜由多层以碳酸钙结晶为主的颗粒，即耳石和蛋白凝合而成，毛细胞的纤毛伸入其中。其后壁有 5 孔与膜半规管相通。前壁内侧有椭圆球囊管，连接球囊与内淋巴管，后者经前庭导水管止于岩部后面硬脑膜内的内淋巴囊。内淋巴管远离椭圆囊处有一瓣膜，可防止逆流。

2. 球囊　　位于前庭下方的球囊隐窝中，呈球形，借纤维结缔组织、微血管和前庭神经的球囊支紧密连于骨壁。其前外壁有球囊斑，亦名位觉斑，呈匙状，其上有前庭神经球囊支的纤维分布，构造与椭圆囊斑相同，并与椭圆囊斑互相垂直。其后下部有短管接内淋巴管及椭圆囊管，前下部经连合管与蜗管相通。球囊上方与椭圆囊有广泛接触但不互通。

3. 膜半规管　　附着于骨性半规管的内侧壁，借 5 孔与椭圆囊相通，约占半规管腔隙的 1/4。但壶腹膜几乎充满骨壶腹的大部分空间，膜壶腹附着于骨壶腹外侧壁的横行壶腹沟中，前庭神经的壶腹支由此进入。膜壶腹内有一横位的镰状隆起，名壶腹嵴。壶腹嵴上有高度分化的感觉上皮，有前庭神经壶腹支的纤维分布，是重要的平衡感觉器，此感觉上皮亦由支持细胞和毛细胞组成。毛细胞的纤毛较长，常相互黏集成束，插入圆顶形的胶体层，后者称终顶或嵴帽。囊斑及壶腹嵴的感觉毛细胞有两型：Ⅰ型细胞形似烧瓶，与耳蜗的内毛细胞相似；Ⅱ型细胞近圆柱形，与耳蜗外毛细胞相似。每一根毛细胞的顶部伸出纤毛束，由 1 根动纤毛和 50～110 根静纤毛组成，动纤毛位于一侧边缘。当纤毛因内淋巴流动而朝动纤毛方向倾斜时，则使该半规管处于刺激状态，反之呈抑制状态。膜壶腹周围有分泌或吸收内淋巴功能的各种特殊结构细胞。

4. 膜蜗管　　又名中阶，位于蜗螺旋管内的骨螺旋板与外壁之间，亦在前庭阶及鼓阶之间，内含内淋巴。膜蜗管乃一螺旋形的膜性盲管，两端均为盲端，顶端称顶盲端，终于螺旋板沟处，共同围成蜗孔；前庭部称前庭盲端，近前庭盲端处有一小孔接连合管，借此与球囊相通。膜蜗管的横切面呈三角形，有上、下、外三壁：上壁为前庭膜，起自骨螺旋板，向外上止于骨蜗管的外侧壁。外壁为螺旋韧带，内含丰富血管，名血管纹。下壁由骨螺旋板上面的骨膜增厚形成的螺旋缘和基底膜组成，螺旋器位于基底膜上。骨螺旋板分两层，上层骨板的上面有螺旋缘，后者的外侧成一凹沟，名螺旋沟。螺旋沟上方的突起称前庭唇，其外下缘称鼓唇。前庭唇向外延伸形成盖膜。上下两层骨板之间的许多细小孔隙，名蜗轴螺旋管，蜗神经纤维通过这些管道，并在鼓唇处的开口穿出达螺旋器的感觉细胞。基底膜起自骨螺旋板游离缘的鼓唇，向外止于骨蜗管下外壁的基底膜嵴，是蜗管下壁的主要部分。基底膜分两部，外侧的梳状带和内侧的弓状带。螺旋器位于基底膜上，由内、外毛细胞，支持细胞及盖膜构成，是听觉感受器（图 1-3）。

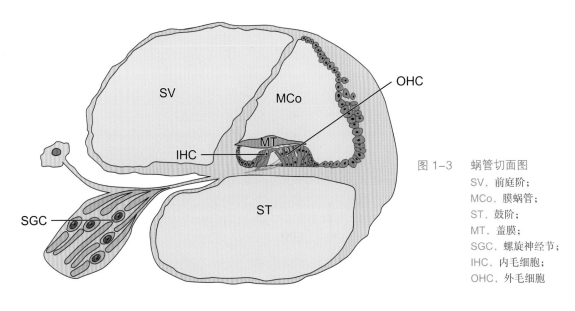

图 1-3　蜗管切面图
SV，前庭阶；
MCo，膜蜗管；
ST，鼓阶；
MT，盖膜；
SGC，螺旋神经节；
IHC，内毛细胞；
OHC，外毛细胞

三、迷路界膜

在迷路外淋巴间隙中存在迷路界膜，界膜将迷路分隔为上部（3 个半规管和椭圆囊）和下部（球囊和耳蜗），它在迷路上、下部之间起着屏障作用，是半规管手术保留听力的解剖学基础。

四、内淋巴囊和内淋巴管

人类内淋巴囊分近侧段和远侧段两部分。近侧段位于前庭导水管内，囊壁不光滑，呈皱裂样，名皱褶部，是吸收内淋巴的主要部位；远侧段位于颞骨岩部后面，居颅后窝硬脑膜表面，该处囊壁光滑，名光滑部，是内淋巴囊手术部位。内淋巴囊并不是一个单一的大腔。据颞骨标本观察，内淋巴囊的囊腔被分隔成多个小腔者占 80%（图 1-4）。

内淋巴囊的光滑部位于颞骨岩部后面，大致在内听道和乙状窦之间，长 7 ～ 16 mm，宽 5 ～ 10 mm。内淋巴囊的界限：前方为面后区域，后外方为乙状窦，上方为后半规管，下方为颈静脉球。

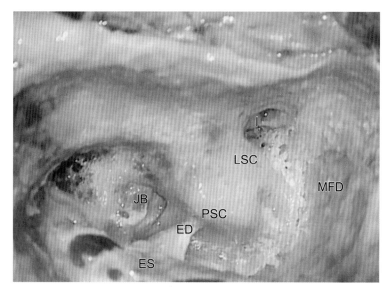

图 1-4　内淋巴囊及内淋巴
　　　　管的解剖图
ES，内淋巴囊；
ED，内淋巴管；
PSC，后半规管；
LSC，外半规管；
JB，颈静脉球；
MFD，颅中窝硬脑膜；
I，砧骨

　　内淋巴囊具有吸收内淋巴的功能。内淋巴囊囊壁增厚、囊腔缺如、毛细血管功能受损，内淋巴管阻塞等均可导致膜迷路积水。此外，内淋巴囊囊壁的上皮细胞、囊腔中游动的巨噬细胞等还具有吞噬作用，可以吞噬膜迷路的衰老细胞、代谢产物、毒素等，因此，内淋巴囊还是一个免疫防御器官，对保持内耳功能的稳定有重要意义。

　　内淋巴管的起始端呈"Y"形，从椭圆囊分出的小管称椭圆囊管，从球囊分出的小管称球囊管，两者汇合后形成内淋巴管。内淋巴管可以分为两段，前段从椭圆囊管和球囊管汇合处开始，此处管腔膨大，称窦部；后段起自前庭导水管的前庭口，此段管腔细小，走行在颞骨岩部的前庭导水管内，称峡部。内淋巴管被覆鳞状细胞和立方细胞，最狭窄处在峡部，峡部管腔直径为 0.1 ~ 0.2 mm。在椭圆囊管的开口处有一个裂隙状的开口，称椭圆囊内淋巴管瓣膜。该瓣膜没有神经和肌肉成分，因此，瓣膜的开闭完全是被动性的。当椭圆囊的内淋巴压力增高时，椭圆囊内淋巴管瓣膜开放，允许内淋巴流入椭圆囊管，当椭圆囊的内淋巴压力降低时，瓣膜关闭，防止过多的内淋巴外逸，从而维持膜迷路的正常生理功能。此外，椭圆囊内淋巴管瓣膜或许还有保护耳蜗和球囊的功能。据临床观察，半规管损伤或慢性炎症时，耳蜗功能不一定同时受损，可能与椭圆囊内淋巴管瓣膜的及时关闭有关。内淋巴管的远端在前庭导水管内汇入内淋巴囊。

第二节　内听道及其神经解剖

一、内听道

　　颞骨岩部后面近岩尖处有内听道口，通入内听道，是面神经、蜗神经、前庭上神经、前庭下神经、迷路动脉和迷路静脉通过的孔道。内听道为一骨性管道，从内听道口至内听道底全长约 10 mm，管腔直径 5 ~ 6 mm。内听道向后、外方向伸入颞骨岩部，与岩部的长轴几乎成直角，脑膜延伸入内听道口并铺贴在内听道内面。蜗神经、面神经、前庭上神经、前庭下神经、中间神经、迷路动脉与静脉皆经此通入颞骨（图1-5）。

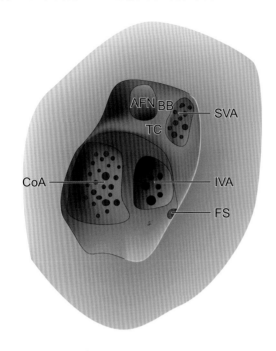

图1-5　内听道底模式图
BB．垂直嵴；
TC．横嵴；
AFN．面神经区；
SVA．前庭上区；
IVA．前庭下区；
CoA．蜗区；
FS．单孔

　　内听道底有一横形骨嵴，名横嵴，将内听道底分为上、下两部。横嵴上部有面神经区（居前，面神经自此进入面神经骨管）和前庭上区（居后，前庭上神经由此通过，分布到椭圆囊和上、外半规管）。面神经区和前庭上区之间有一垂直骨嵴，称为垂直嵴（Bill's bar），是识别面神经的重要标志。横嵴下部有蜗区和前庭下区。蜗区在前，此处有许多排列成螺旋状的骨性小孔，是蜗神经进入耳蜗的通道；前庭下区在后，前庭下神经由此通过，分布到球囊。前庭下区的后下方还有一个小孔，称单孔，前庭下神经的后壶腹神经（单孔神经）由此通入后半规管。

二、内听道的神经

　　1. 前庭神经　　主要感受前庭末梢毛细胞的神经冲动，为双极神经元，其中枢突在内听道底形成前庭神经。前庭末梢感觉细胞分布在椭圆囊斑、球囊斑及半规管壶腹上。分布于椭圆囊斑、上半规管壶腹嵴、外半规管壶腹嵴的神经元组成前庭上神经，分布于球囊斑和后半规管壶腹嵴的神经元组成前庭下神经（图1-6）。前庭上神经及前庭下神经分别经由内听道底的前庭上、下神经孔进入内听道，前庭神经上、下两支之间有细小的分支互相吻合。前庭上、下神经与蜗神经在内听道内形成前庭蜗神经束，其在内听道内的走行关系模式见图1-7。前庭神经在绳状体前内侧、蜗神经上方进入脑桥及延髓的前庭神经核。

　　2. 蜗神经　　螺旋神经节细胞的中枢突形成蜗神经。蜗神经在内听道与前庭上神经、前庭下神经及面神经并行，位于内听道之前下部，出内听道口后，经桥小脑池在脑桥延髓连接处之前庭神经的外侧进入脑干，达蜗神经核。面神经、蜗神经在内听道内的解剖位置关系详见前一部分内听道的描述。在桥小脑角部位，面神经在桥延沟的外端起自脑干，中间神经、前庭神经和蜗神经依次在其后下方进入或离开脑干。在桥小脑池，面神经走行在前庭蜗神经前上方，三叉神经位于面、听神经束内上方，展神经距外侧的面神经平均约8 mm。

　　3. 面神经　　是人体内居于骨管内最长的神经，也是人体最容易遭受损伤从而出现功能受损的神经之一。从大脑皮质到末梢神经之间任何部位的外伤、肿瘤、炎症等均有可能引起部分或完全面神经麻痹。

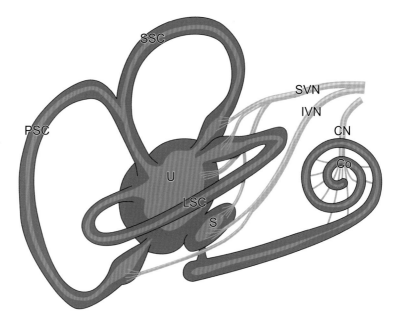

图 1-6　前庭蜗神经及其终
　　　　末器官模式图
SSC. 上半规管；
PSC. 后半规管；
LSC. 外半规管；
Co. 耳蜗；
U. 椭圆囊；
S. 球囊；
SVN. 前庭上神经；
IVN. 前庭下神经；
CN. 蜗神经

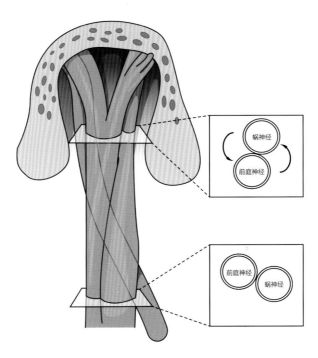

图 1-7　内听道内的神经模
　　　　式图

面神经由运动纤维、感觉纤维、副交感纤维等组成。由面神经运动核发出的纤维，先呈弓形绕过展神经核（面神经内膝），在脑桥下缘处出脑干，向外、略向前越过桥小脑角，与前庭蜗神经及中间神经伴行，经内听道口进入内听道。在内听道内，面神经通常与中间神经融合，在内听道底部通过横嵴上方前内侧的面神经管入口，进入面神经管。中间神经为面神经的副交感内分泌纤维，起自上涎核，因走行于运动神经和前庭蜗神经之间故而得名。进入内听道后，中间神经与运动神经合并为一神经干。

在面神经管内，面神经先向外并稍向前，在耳蜗与半规管之间走行。在上鼓室内壁，向后、向外做锐角拐弯，称膝部（面神经外膝）。膝部面神经轻微膨大，形成膝状神经节，在膝状神经节之前的面神经由硬脑膜延伸包绕。中间神经穿过膝状神经节后，一部分纤维经岩大浅神经进入蝶腭神经节，分布于泪腺、鼻腔黏膜等，其余纤维经鼓索神经分布于颌下腺、舌下腺等。从鼓室内观察，膝状神经节位于上鼓室前隐窝内，从其前缘到匙突的距离约为 2 mm。从膝部开始，面神经在鼓室内壁中向后并稍向下走行，在卵圆窗上方、外半规管下方抵达鼓窦入口内侧及底部，在锥隆起后方转而垂直向下并微向外，穿行于外耳道后壁的骨管中，最后在二腹肌嵴前方出茎乳孔。至此面神经完成了它在颞骨内总长 30 ～ 35 mm 的面神经管中的全部行程。面神经主干出茎乳孔后，先分出耳后神经、二腹肌支和茎突舌骨肌支，然后向前上转折 105° 角，进入腮腺。在腮腺内先分为两支主干（颞面干、颈面干），以后又进一步分为 5 支（颞支、颧支、颊支、下颌缘支和颈支），从腮腺前沿伸出，呈扇形分布于同侧面部表情肌。支配面部各表情肌的神经纤维束，在鼓室段面神经干中是按一定的空间分布关系排列的，如支配口角肌群的神经纤维距鼓室最近，而支配额肌者位置最深，中间为支配眼和颊部的分支。故中耳病变合并面瘫时，口角运动出现瘫痪较早，甚至可能仅出现口角运动瘫痪，而额肌运动障碍发生较晚，或不出现。

按面神经的行程，可将其分为 8 段：运动神经核上段、运动神经核段、桥小脑角段、内听道段、迷路段、鼓室段、乳突段、颞骨外段。

第三节　颞骨应用解剖实例

颞骨应用解剖实例见图 1-8 ～图 1-34。

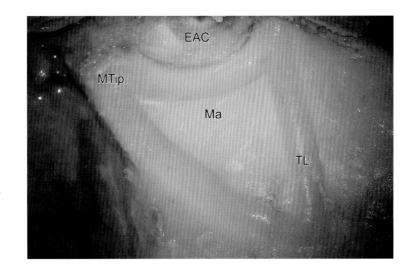

图 1-8　乳突轮廓化标志线
EAC，外耳道；
Ma，乳突；
MTip，乳突尖；
TL，颞线

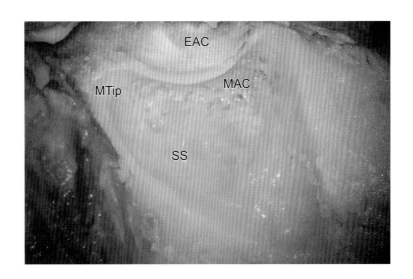

图 1-9　开放乳突气房
EAC，外耳道；
MAC，乳突气房；
SS，乙状窦；
MTip，乳突尖

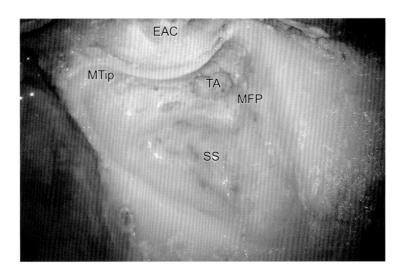

图 1-10　乳突轮廓化（1）
EAC，外耳道；
TA，鼓窦；
MFP，颅中窝底骨板；
SS，乙状窦；
MTip，乳突尖

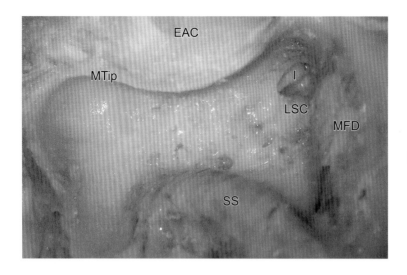

图 1-11 乳突轮廓化（2）
EAC，外耳道；
I，砧骨；
LSC，外半规管；
MFD，颅中窝硬脑膜；
SS，乙状窦；
MTip，乳突尖

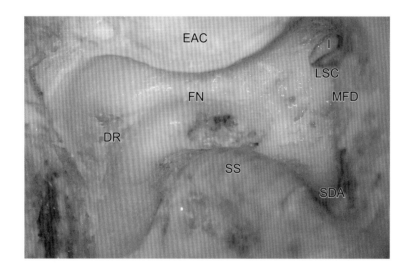

图 1-12 乳突轮廓化（3）
EAC，外耳道；
I，砧骨；
LSC，外半规管；
MFD，颅中窝硬脑膜；
SDA，窦脑膜角；
SS，乙状窦；
DR，二腹肌嵴；
FN，面神经垂直段

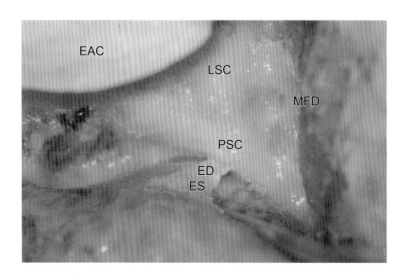

图 1-13 显示半规管和内淋
巴囊（1）
EAC，外耳道；
LSC，外半规管；
PSC，后半规管；
MFD，颅中窝硬脑膜；
ED，内淋巴管；
ES，内淋巴囊

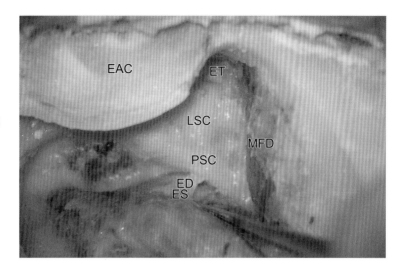

图 1-14　显示半规管和内淋
　　　　巴囊（2）
EAC，外耳道；
LSC，外半规管；
PSC，后半规管；
MFD，颅中窝硬脑膜；
ET，上鼓室；
ED，内淋巴管；
ES，内淋巴囊

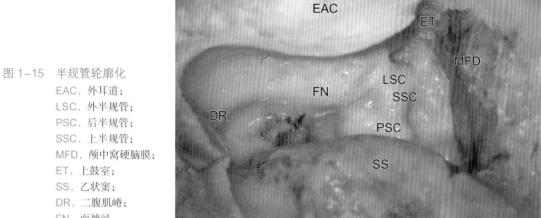

图 1-15　半规管轮廓化
EAC，外耳道；
LSC，外半规管；
PSC，后半规管；
SSC，上半规管；
MFD，颅中窝硬脑膜；
ET，上鼓室；
SS，乙状窦；
DR，二腹肌嵴；
FN，面神经

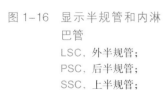

图 1-16　显示半规管和内淋
　　　　巴管
LSC，外半规管；
PSC，后半规管；
SSC，上半规管；
MFD，颅中窝硬脑膜；
ED，内淋巴管；
FN，面神经；
I，砧骨；
SS，乙状窦

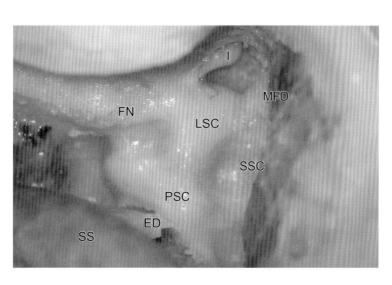

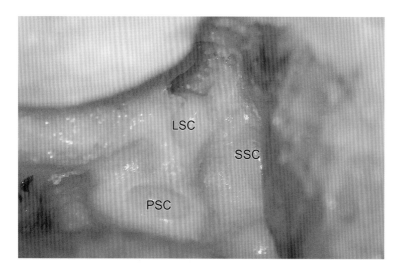

图 1-17 显示半规管之间的空间关系（未开窗状态）

3 个半规管的"蓝线"已显露

LSC，外半规管；

PSC，后半规管；

SSC，上半规管

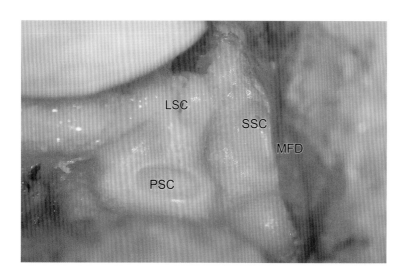

图 1-18 显示半规管之间的空间关系（开窗状态）

注意 3 个半规管的骨迷路已经打开

LSC，外半规管；

PSC，后半规管；

SSC，上半规管；

MFD，颅中窝硬脑膜

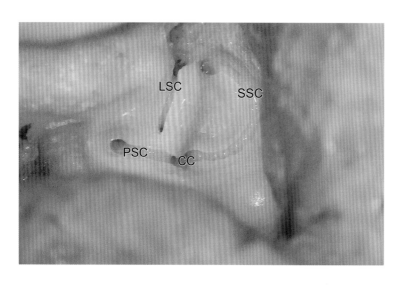

图 1-19 显示 3 个半规管之间的空间关系（骨性半规管已被磨开）

LSC，外半规管；

PSC，后半规管；

SSC，上半规管；

CC，总脚

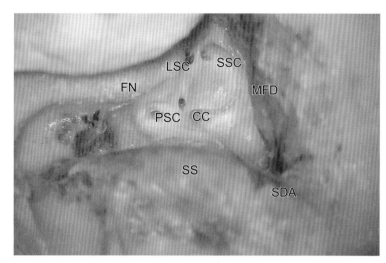

图 1-20 显示 3 个半规管与
周围结构的关系
LSC，外半规管；
SSC，上半规管；
PSC，后半规管；
FN，面神经；
MFD，颅中窝硬脑膜；
SS，乙状窦；
SDA，窦脑膜角；
CC，总脚

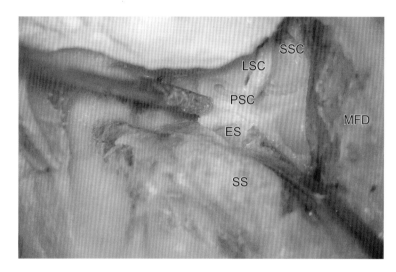

图 1-21 显示内淋巴囊与半
规管的关系
注意内淋巴囊前壁已
被打开
SSC，上半规管；
LSC，外半规管；
PSC，后半规管；
MFD，颅中窝硬脑膜；
ES，内淋巴囊；
SS，乙状窦

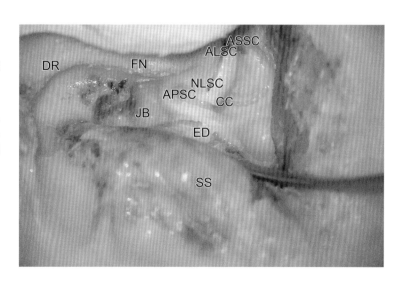

图 1-22 显示半规管的壶腹
端和非壶腹端（1）
ALSC，外半规管壶腹；
APSC，后半规管壶腹；
ASSC，上半规管壶腹；
NLSC，外半规管非壶
腹端；
CC，总脚；
JB，颈静脉球；
SS，乙状窦；
DR，二腹肌嵴；
FN，面神经；
ED，内淋巴管

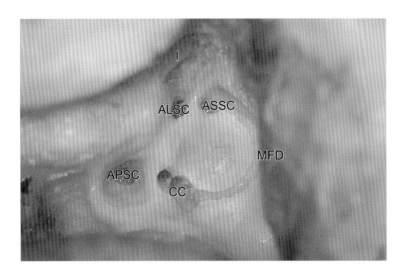

图 1-23 显示半规管壶腹端
和非壶腹端（2）
APSC，后半规管壶腹；
ALSC，外半规管壶腹；
ASSC，上半规管壶腹；
CC，总脚；
I，砧骨；
MFD，颅中窝硬脑膜

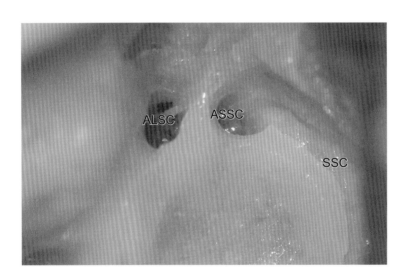

图 1-24 显示外半规管壶腹
和上半规管壶腹之
间的关系
ALSC，外半规管壶腹；
ASSC，上半规管壶腹；
SSC，上半规管

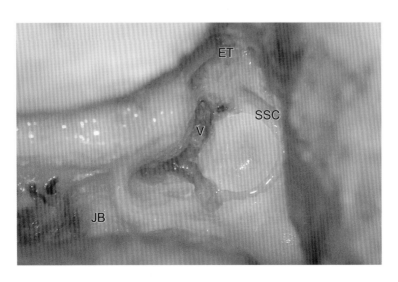

图 1-25 显示半规管和前庭
之间的关系
注意外半规管及其壶
腹已被磨除
V，前庭；
SSC，上半规管；
JB，颈静脉球；
ET，上鼓室

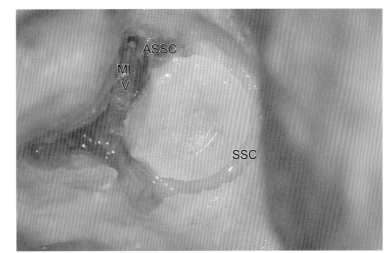

图 1-26 显示半规管和前庭、膜迷路之间的关系（1）
ASSC，上半规管壶腹；
V，前庭；
ML，膜迷路；
SSC，上半规管

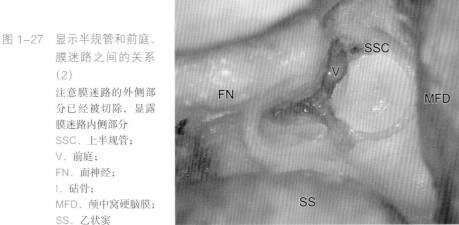
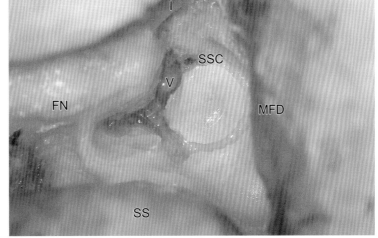

图 1-27 显示半规管和前庭、膜迷路之间的关系（2）
注意膜迷路的外侧部分已经被切除，显露膜迷路内侧部分
SSC，上半规管；
V，前庭；
FN，面神经；
I，砧骨；
MFD，颅中窝硬脑膜；
SS，乙状窦

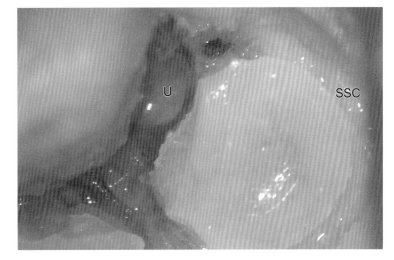

图 1-28 显示椭圆囊
注意前庭、膜迷路的外侧部分已经被切除
U，椭圆囊；
SSC，上半规管

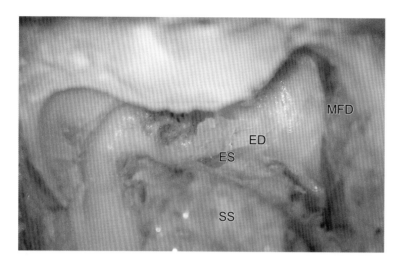

图 1-29 显示内淋巴囊和内
淋巴管，可见内淋
巴管穿入迷路骨质
ES，内淋巴囊；
ED，内淋巴管；
SS，乙状窦；
MFD，颅中窝硬脑膜

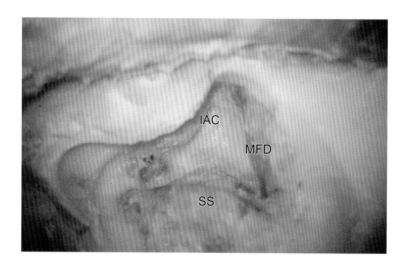

图 1-30 显示内听道底（将
半规管全部切除，
在其深面显示内听
道底）
IAC，内听道；
SS，乙状窦；
MFD，颅中窝硬脑膜

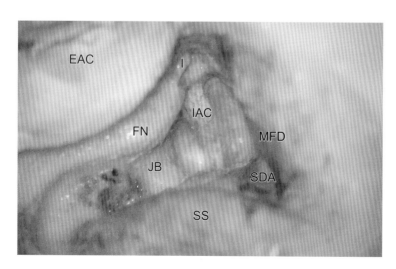

图 1-31 显示内听道
IAC，内听道；
I，砧骨；
MFD，颅中窝硬脑膜；
SDA，窦脑膜角；
SS，乙状窦；
JB，颈静脉球；
FN，面神经；
EAC，外耳道

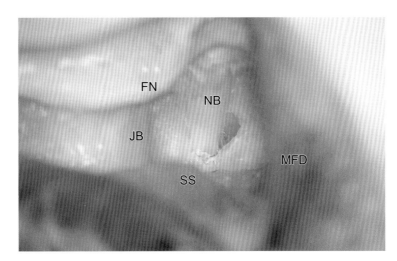

图 1-32 显示内听道内神经
束（1）
NB. 神经束；
JB. 颈静脉球；
FN. 面神经；
MFD. 颅中窝硬脑膜；
SS. 乙状窦

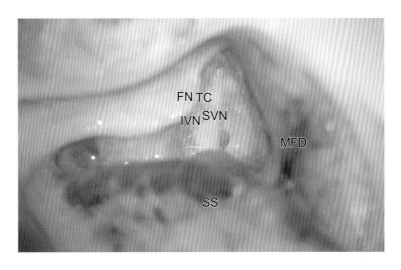

图 1-33 显示内听道内神经
束（2）
SVN. 前庭上神经；
IVN. 前庭下神经；
TC. 横嵴；
FN. 面神经；
MFD. 颅中窝硬脑膜；
SS. 乙状窦

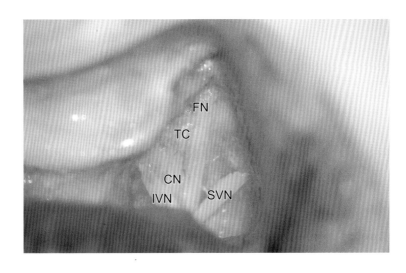

图 1-34 显示内听道各神经
SVN. 前庭上神经；
IVN. 前庭下神经；
CN. 蜗神经；
FN. 面神经；
TC. 横嵴

（郑贵亮 张 青 杨 军 高德坤）

本章参考文献

丁大连，2010. 内耳科学. 北京：中国科学技术出版社：1-8.

黄选兆，汪吉宝，孔维佳，2008. 实用耳鼻咽喉头颈外科学. 2 版. 北京：人民卫生出版社：685-698.

姜泗长，1999. 耳解剖学与颞骨组织病理学. 北京：人民军医出版社：121-170.

马晓波，赵守琴，李洁，等，2015. 正常耳颞骨内面神经形态分析. 中国耳鼻咽喉头颈外科，22(6): 287-289.

田广永，段永畅，石小田，等，2010. 颞骨手术相关的面神经临床解剖学研究. 中国临床解剖学杂志，28(6):593-597.

王正敏，2004. 耳显微外科学. 上海：上海科技教育出版社：5-13.

尹志杰，金保哲，周文科，2016. 枕下乙状窦入路内听道后壁磨除的显微解剖. 中华解剖与临床杂志，21(5):413-416.

Lee K J, 2007. 耳鼻咽喉头颈外科精要. 8 版. 陈晓巍，译. 北京：人民卫生出版社：3-5.

Wanibuchi M, Friedman A H, Fukushima T, 2014. 颅底解剖手术入路图谱. 卜博，申卫东，译. 北京：人民军医出版社：158-165.

第二章

迷路瘘管手术

第一节 概　　述

一、迷路瘘管

（一）定义

迷路瘘管是指因内耳骨壁破坏或缺损，致其局部产生瘘管，使迷路骨内膜或外淋巴与外界相通的一种临床病症。迷路瘘管最常见于中耳胆脂瘤侵蚀破坏迷路骨质（图 2-1），也可见于先天性内耳发育不良、外伤、肿瘤，以及中耳乳突手术损伤等。

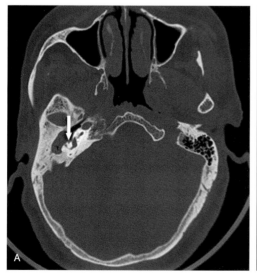
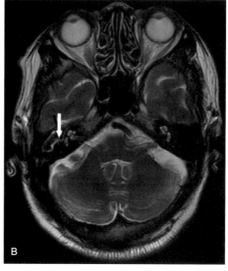

图 2-1　中耳胆脂瘤已侵及外半规管，形成迷路瘘管（箭头）
A. 颞骨 CT 图像；B. 颞骨 MRI 图像

广义的迷路瘘管包括中耳炎导致的迷路瘘管，医源性损伤、外伤导致的迷路瘘管及先天发育不良，如上半规管裂综合征（superior semicircular canal dehiscence syndrome，SSCDS）等。狭义的迷路瘘管通常指由中耳胆脂瘤和其他炎性病变导致的迷路瘘管。

本章主要阐述由中耳胆脂瘤导致的迷路瘘管的手术处理方式。

（二）病因

1. 中耳胆脂瘤　　中耳胆脂瘤导致的迷路瘘管占所有病因的 90%。在中耳胆脂瘤的病例中，迷路瘘管的发生率为 2.9% ～ 12.5%。胆脂瘤主要是通过膨胀性生长的局部压迫及化学蚀骨两种作用破坏骨质。胆脂瘤基质具有很高的胶原酶活性，可使骨组织内的胶原分子裂解从而导致周围骨组织的侵蚀破坏。

2. 其他

（1）慢性化脓性中耳炎：长期慢性化脓性中耳炎病史，炎性肉芽组织对骨质的破坏。

（2）医源性损伤：乳突根治术时误伤正常迷路解剖结构。

（3）外伤：颅脑外伤颞骨骨折可致迷路瘘管，常伴有感音神经性听力下降。

（4）先天发育畸形：由于先天发育畸形导致镫骨足板缺损、半规管骨质不完整等。

（5）其他能够导致内耳骨迷路缺损的情况：如肿瘤等。

（三）临床表现

1. 耳痛、耳流脓　　在中耳胆脂瘤和慢性化脓性中耳炎所致的迷路瘘管中，80% 患者有长期的耳漏病史。部分中耳胆脂瘤患者有长期的耳痛和听力下降，但耳流脓病史轻微。大部分并发迷路瘘管的胆脂瘤患者病史均超过 10 ～ 20 年，但病程长短与瘘管类型（病变程度）无明显相关性。

2. 眩晕和头晕　　30% ～ 66% 的患者曾有眩晕病史，部分患者以眩晕为首发症状就诊，部分患者可以出现强声刺激诱发的眩晕、眼震和恶心呕吐（Tullio 征），或者改变外耳道压力（如按压耳屏）时出现眩晕和眼震（Hennebert 征）。

3. 听力下降、耳鸣　　约 50% 的患者呈现混合性听力下降，28.5% 的患者呈传导性听力下降，12% ～ 30% 的患者表现为全聋（若瘘管位于鼓岬，出现全聋的概率更高）。

4. 面瘫　　胆脂瘤患者并发迷路瘘管的同时，有 50% ～ 70% 同时伴有面神经骨管的损伤，个别患者就诊时已出现不同程度的面瘫，面瘫也是部分患者首次就诊的原因。

5. 其他　　如耳内出血等。

（四）分型

1. 根据胆脂瘤侵犯的深度分型　　Dornhoffer-Milewski 分型见图 2-2。

（1）Ⅰ型：胆脂瘤破坏骨迷路，侵犯至骨内膜，但骨内膜尚完整。

（2）Ⅱ型：胆脂瘤破坏骨内膜致外淋巴管腔开放。

（3）Ⅱa型：骨内膜破坏，但外淋巴未受干扰。

（4）Ⅱb型：骨内膜破坏，且胆脂瘤向内侵犯干扰外淋巴间隙。

（5）Ⅲ型：外淋巴管腔开放，累及或破坏膜迷路。

2. 根据瘘管部位和大小、听力情况分型　　Gacek 分型见图 2-3。

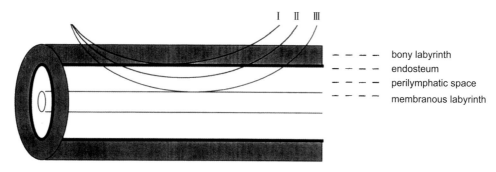

图 2-2 胆脂瘤破坏半规管腔断面示意图

bony labyrinth 为骨迷路；endosteum 为骨内膜；perilymphatic space 为外淋巴间隙；membranous labyrinth 为膜迷路

资料来源：John L, Dornhoffer A C M, 1995. Management of the open labyrinth. Otolaryngol Head Neck Surg, 112(3): 410-414

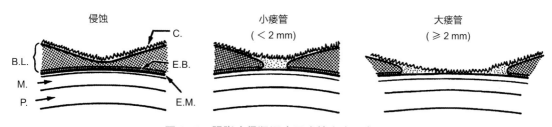

图 2-3 胆脂瘤侵犯深度及瘘管大小示意图

C. 为胆脂瘤；B.L. 为骨迷路；E.B. 为骨迷路内层骨质；E.M. 为骨内膜；M. 为膜迷路；P. 为外淋巴间隙

资料来源：Gacek R R, 2003. Labyrinthine fistula: diagnosis and management. Int Congr Ser, 1240: 23-32

（1）前庭瘘管又分为瘘管直径＜ 2 mm 的小型瘘管（小瘘管）及直径≥ 2 mm 的广泛型迷路瘘管（大瘘管）。小型瘘管胆脂瘤基质与骨内膜或膜半规管接触较为疏松，而广泛型迷路瘘管与骨内膜紧密接触，因此手术中处理胆脂瘤基质时可能会造成骨内膜的损伤。

（2）瘘管若位于鼓岬处，通常会造成高频感音神经性聋，较大的瘘管则有可能会造成全频听力损失或者全聋。

（3）迷路瘘管的患者听力正常与否，在决定是否彻底去除胆脂瘤基质时非常重要。

3. 根据分期分型——Pala-Ramsay 分型

（1）Ⅰ型：胆脂瘤破坏半规管，可见"蓝线"，仍有薄层骨质存在。

（2）Ⅱ型：迷路骨质被吸收，胆脂瘤基质与骨内膜接触，但骨内膜完整。

（3）Ⅲ型：胆脂瘤基质破坏骨内膜，与膜半规管直接接触。

（4）Ⅳ型：膜迷路被大量胆脂瘤侵犯（图 2-4）。

上述 3 种分型以 Dornhoffer-Milewski 分型较为常用。有学者认为，只有当骨内膜破坏后，才是真正意义上的迷路瘘管。而当迷路仅仅发生部分骨质破坏而变薄，紧邻的骨内膜的骨皮层仍然保持完整，只能称单纯的迷路骨质破坏。

（五）诊断

1. 手术探查是迷路瘘管诊断的金标准　据报道，2.9% ～ 12.5% 的中耳胆脂瘤可伴发半规管迷路瘘管，因此在中耳胆脂瘤手术中，在半规管周围清除胆脂瘤上皮基质时，操作应格外仔细，注意探查是否有迷路瘘管的存在。

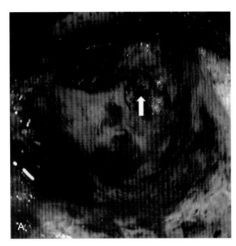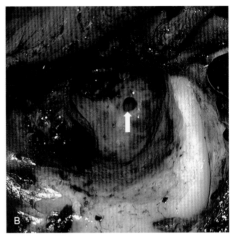

图 2-4　膜迷路被大量胆脂瘤侵犯

A.胆脂瘤破坏进入膜半规管，注意尚未被完全清除（箭头：瘘管区）；B.清除外半规管内胆脂瘤后的状态（箭头：瘘管区）

2. 颞骨高分辨 CT（high resolution CT，HRCT）　对诊断迷路瘘管的阳性率各家报道不一，为 20%～90%。这可能与研究报道的例数、检查人员个人经验、用于检查的设备及扫描的薄厚等因素有关。近年的文献报道颞骨 HRCT 对迷路瘘管诊断的准确率达 90% 以上，用 HRCT 半规管多平面重组技术（semicircular canal multi-planar reconstruction，s-MPR）诊断的准确率甚至接近 100%。

3. 怀疑中耳炎伴发迷路瘘管的可能性　对于有长期耳流脓病史、松弛部及紧张部后上边缘性穿孔、有眩晕及头晕病史的患者，应该怀疑中耳炎伴发迷路瘘管的可能性，尤其是对于有强声诱发的眩晕和眼震、增加腹压动作诱发的眩晕等，则更要考虑迷路瘘管存在的可能性。

4. 瘘口周围被胆脂瘤上皮或肉芽堵塞　文献报道瘘管试验的阳性率为 24%～72%，这可能与瘘口周围常常被胆脂瘤上皮或肉芽堵塞有关。瘘管试验阳性者术后听力较瘘管试验阴性者差。

5. 前庭功能检查　可评估患者前庭功能状态。伴发眩晕的患者，可通过鼓气耳镜检查时是否有水平眼震及旋转眼震，来预判半规管瘘的可能部位。眼震的方向与迷路瘘管的位置有一定的相关性。瘘管位于外半规管壶腹后，眼震呈水平性且方向朝向健耳；瘘管位于外半规管壶腹前，眼震呈水平性且方向朝向患耳。

6. 中耳漏液 β 微量蛋白检测　有报道称中耳漏液 β 微量蛋白检测有可能成为一种灵敏而特异的迷路瘘管外淋巴漏检测指标。

二、迷路瘘管手术的疗效及其影响因素

术后疗效与术前病变情况密切相关。绝大多数患者通过手术可以获得干耳、眩晕消失、保留听力，部分患者术前的面瘫和耳鸣症状也可以得到缓解。如果术中发现膜迷路开放，则术后有可能出现不同程度的听力下降。

第二节　适 应 证

（1）中耳胆脂瘤及慢性化脓性中耳炎伴发迷路瘘管。

（2）外伤等原因导致的迷路瘘管。

（3）先天发育畸形、肿瘤等原因所致的迷路瘘管。

第三节　手术方式、步骤与要点

一、手术方式的选择

1. 完壁式和开放式乳突根治术的选择　　完壁式乳突根治术的优势是保留外耳道壁的完整性，尽最大可能保持术后中耳乳突腔形态的完整性；但完整的外耳道后壁有可能会限制中耳局部解剖结构的暴露，对彻底清除胆脂瘤病变不利，同时也不利于术后观察。开放式乳突根治术更加有利于彻底清除病变组织和术后观察，但是术后会遗留一个开放的术腔，有需要定期清理术腔的可能。

2. 一期手术还是二期手术的选择　　迷路瘘管术式的灵活选择很重要，并非只有一种正确的手术方式。一期和二期手术都可以，具体应根据术中病变情况来定。

3. 是否去除瘘管局部胆脂瘤基质

（1）术者的能力和经验：如果手术医生对自己安全地从瘘管上剥除基质的信心不足，最好不要贸然处理。

（2）瘘管的大小：一般来说，外半规管瘘口直径＜2 mm 时可以安全地清除胆脂瘤基质。当瘘口直径≥2 mm 时，经验丰富的医生可尝试将其切除。如果基质与其下方的膜迷路发生了粘连，最好不要轻易处理。

（3）双耳的功能：如果患耳没有听力，优先考虑彻底清除胆脂瘤基质。如果患耳听力较好，且瘘口＜2 mm 时，经验丰富的医生可尝试剥除基质。

（4）胆脂瘤溶骨的机制：如果病灶中同时有肉芽组织并存，最好彻底清除胆脂瘤病灶。存在于胆脂瘤和肉芽组织中的胶原酶能引起溶骨效应，当这两种物质同时存在时胶原酶的活性会大大升高。

二、乳突径路迷路瘘管手术的手术方式与步骤

探查和修补步骤如下。

【步骤1】　患者全麻后，患耳朝上，消毒铺单；常规耳后切口，取颞肌筋膜备用，制作蒂在前方的耳后肌骨膜瓣（图2-5 ～图2-12）。

【步骤2】　磨除乳突骨皮质，收集骨粉备用。收集骨粉时确保是乳突骨皮质，受到胆脂瘤侵蚀的乳突气房未被打开，防止胆脂瘤污染骨粉（图2-13）。

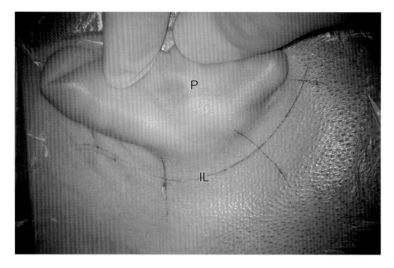

图 2-5 常规耳后切口（耳沟后 3 ~ 5 mm）

P，耳郭；

IL，切口标志线

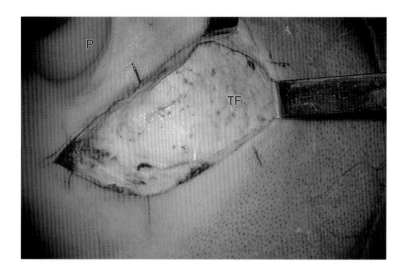

图 2-6 暴露颞肌筋膜

P，耳郭；

TF，颞肌筋膜

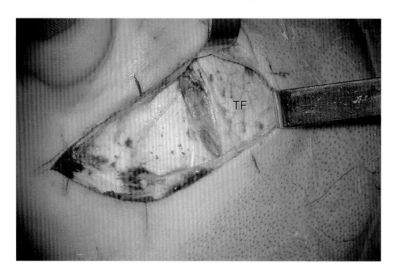

图 2-7 颞肌筋膜切口

TF，颞肌筋膜

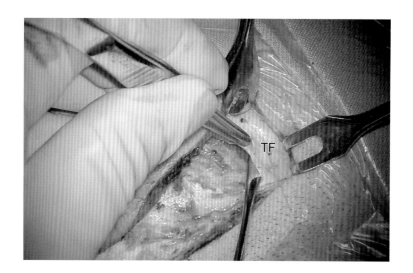

图 2-8 分离耳后颞肌筋膜
　　　　TF. 颞肌筋膜

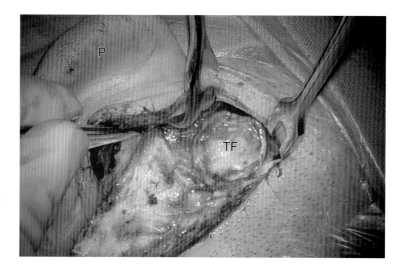

图 2-9 切取耳后颞肌筋膜压
　　　　薄备用
　　　　P. 耳郭；
　　　　TF. 颞肌筋膜

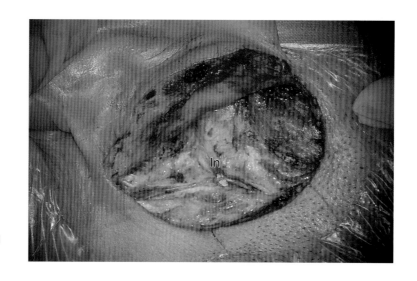

图 2-10 预制肌骨膜瓣切口
　　　　In. 切口

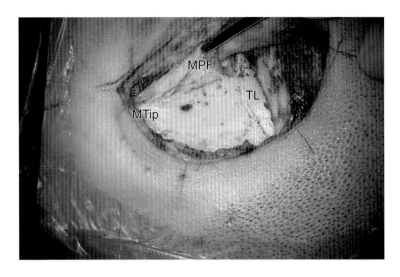

图 2-11 制作蒂在前方的肌
　　　 骨膜瓣
　　　 MPF, 肌骨膜瓣;
　　　 TL, 颞线;
　　　 MTip, 乳突尖

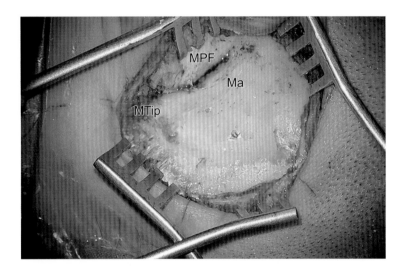

图 2-12 充分暴露筛区、道
　　　 上棘及乳突骨皮质
　　　 区域
　　　 MPF, 肌骨膜瓣;
　　　 MTip, 乳突尖;
　　　 Ma, 乳突

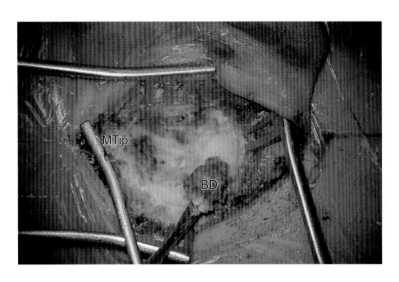

图 2-13 打磨骨皮质,留取
　　　 骨粉备用
　　　 MTip, 乳突尖;
　　　 BD, 骨粉

【步骤 3】　留取足够的骨粉后，逐步开放乳突气房，显露病变组织（图 2-14、图 2-15）。

【步骤 4】　清除中耳其他部位的病变组织：先探查和清理乳突腔、鼓窦、中鼓室、后鼓室的病变组织（图 2-16），再探查听骨链，取出残余听骨。若镫骨结构被破坏，则探查镫骨足板活动度。根据术中情况充分考虑听骨链重建的可行性。

【步骤 5】　清除迷路瘘管局部的胆脂瘤组织：调低吸引器压力，清除半规管瘘口处的胆脂瘤组织。吸引器最好应有侧孔，并与瘘口保持一定距离，避免吸引器对内耳结构的直接吸引和损伤（图 2-17、图 2-18）。

【步骤 6】　彻底清除瘘管口局部胆脂瘤后，根据瘘管的深度，用软组织、筋膜、软骨、骨粉等不同材料进行瘘管修补和封闭（图 2-19）。

【步骤 7】　如果患耳已无实用听力，可以用筋膜完全填塞瘘管（图 2-20～图 2-23）。

【步骤 8】　用骨粉填塞缩小乳突腔，表面用筋膜覆盖，复位外耳道上皮，缝合切口，结束手术（图 2-24、图 2-25）。

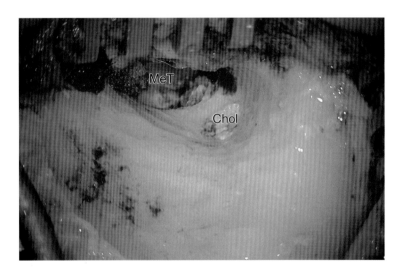

图 2-14　开放并显示胆脂瘤腔
　　　　　MeT，中鼓室；
　　　　　Chol，胆脂瘤

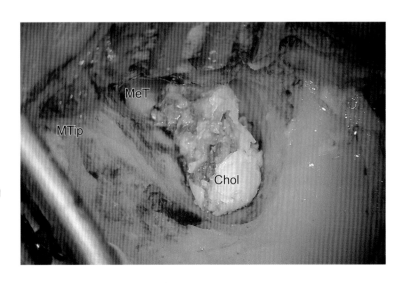

图 2-15　显示中耳乳突内的
　　　　　胆脂瘤组织
　　　　　MeT，中鼓室；
　　　　　MTip，乳突尖；
　　　　　Chol，胆脂瘤

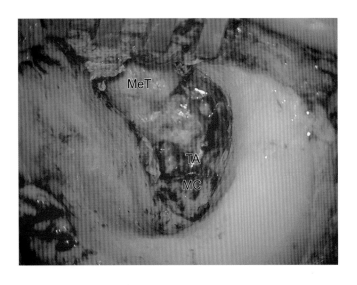

图 2-16 清理鼓窦、乳突腔等其他部
位的胆脂瘤组织
MeT，中鼓室；
MC，乳突腔；
TA，鼓窦

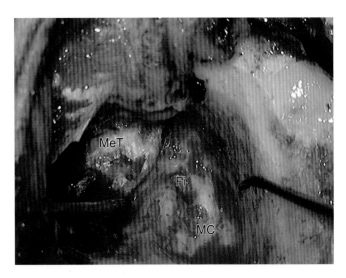

图 2-17 显示外半规管瘘口（局部仍
有胆脂瘤基质被覆）
MeT，中鼓室；
Fi，瘘管；
MC，乳突腔

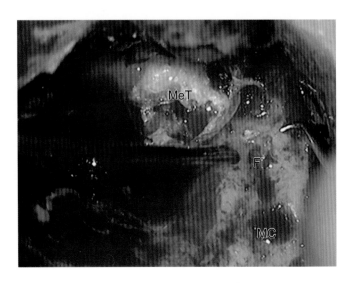

图 2-18 小心去除瘘管局部的胆脂瘤
基质，可见骨内膜完整
MeT，中鼓室；
Fi，瘘管；
MC，乳突腔

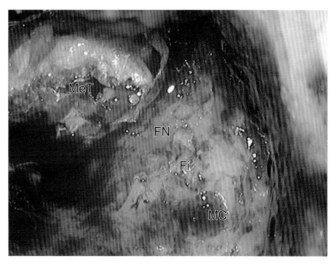

图 2-19　采用合适大小的软骨修补瘘
　　　　管缺损
　　　　注意本例采用了大小合适的软骨
　　　　进行瘘管修补
　　　　MeT，中鼓室；
　　　　FN，面神经；
　　　　Fi，瘘管；
　　　　MC，乳突腔

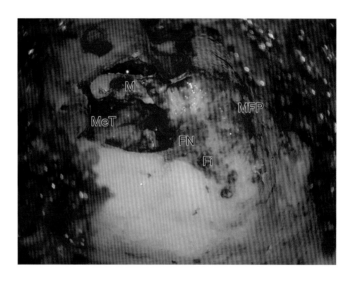

图 2-20　乳突轮廓化完成，可见面神
　　　　经裸露，外半规管瘘口暴露
　　　　注意本例为另一患者，术耳已无
　　　　实用听力
　　　　M，锤骨；
　　　　MeT，中鼓室；
　　　　FN，面神经；
　　　　Fi，瘘管；
　　　　MFP，颅中窝底骨板

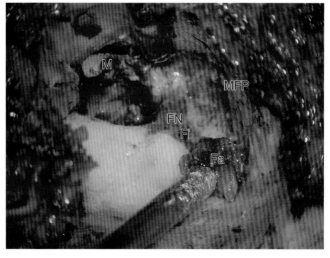

图 2-21　切取耳后坚韧的肌骨膜组织，
　　　　准备封闭外半规管瘘口
　　　　M，锤骨；
　　　　MFP，颅中窝底骨板；
　　　　FN，面神经；
　　　　Fi，瘘管；
　　　　Fa，筋膜

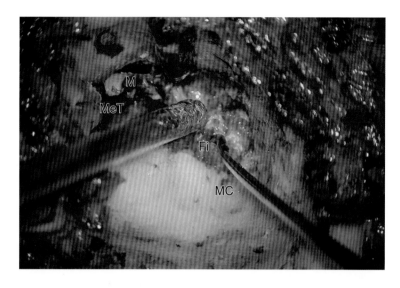

图 2-22　填塞外半规管瘘口
M，锤骨；
MeT，中鼓室；
Fi，瘘管；
MC，乳突腔

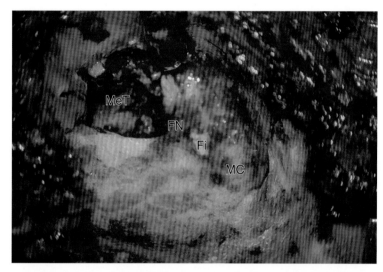

图 2-23　外半规管瘘口填塞
完成后的状态
MeT，中鼓室；
FN，面神经；
Fi，瘘管；
MC，乳突腔

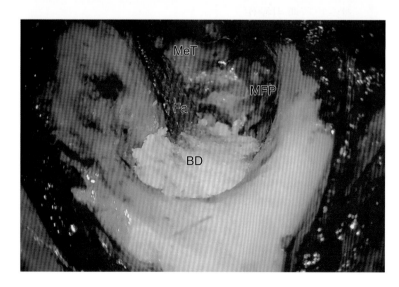

图 2-24　用骨粉填塞缩小乳
突腔
MeT，中鼓室；
MFP，颅中窝底骨板；
Fa，筋膜；
BD，骨粉

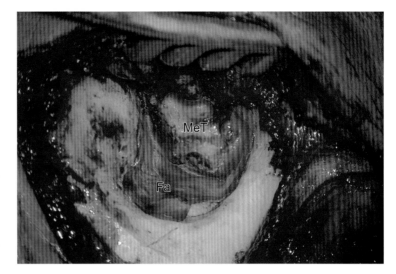

图 2-25　用之前制备的颞肌筋膜覆盖于骨粉之上，缩小乳突腔
MeT，中鼓室；
Fa，筋膜（预制压薄的筋膜组织）

※ 迷路瘘管手术相关视频

视频 2-1

视频 2-2

视频 2-3

视频 2-4

三、手术要点

（1）将可疑瘘口处病变保留至乳突腔、中鼓室、后鼓室等其他部位的病变清除后再仔细探查和处理。

（2）应尽量避免采用吸引器正对瘘口行吸引操作。

（3）根据瘘管的不同部位、深浅及大小进行相应处理，并不一定都需要将胆脂瘤组织于一期手术清除。鼓岬瘘管，尤其是唯一听力耳，不建议去除其胆脂瘤基质，否则有可能会导致全聋。手术中应区别对待单纯骨迷路破坏、膜迷路完整及骨迷路与膜迷路均破坏的情况。对于骨迷路及膜迷路均破坏者，如果患耳已无实用听力，建议适当扩大切除范围，务求彻底清除病变。

（4）如果一期修复重建，瘘口处胆脂瘤基质和肉芽组织应仔细清除。

（5）尽可能保证膜迷路的完整性。当病变组织与膜迷路粘连时，尤其应仔细剥离。

（6）一旦发生膜迷路破损，宜立即使用筋膜组织覆盖修复。

（7）对于骨质缺损大的瘘管，要保证在缺损"两端内"操作，严禁往两端外的管腔挤压、勾拽。

（8）瘘口用筋膜等修复材料覆盖修补后，宜在其外侧再用骨粉、生物胶黏合，结缔组织加固。

第四节 术后并发症

1. 眩晕、眼震 术后患者可能会出现不同程度的眩晕和眼震。部分患者术后 3～4 d 眩晕感强烈，术后 10 d 左右眩晕症状逐渐消失，但头晕时间可持续 1～3 个月，部分患者术后步态不稳的状态甚至会持续较长时间。术后卧床休息，眩晕严重时，可短时间内使用前庭抑制剂改善患者眩晕、恶心、呕吐症状。通过眼震可判断患者病情恢复情况。早日行前庭功能锻炼，促进患者前庭代偿。全身应用抗生素及类固醇激素对防治浆液性迷路炎与保护耳蜗功能有重要作用。

2. 听力下降 术中无淋巴液外溢的患者术后听力变化较小。若病变程度较重，膜迷路破坏，术后使用糖皮质激素可能对听力有一定保护作用。激素可以到达螺旋韧带、螺旋器、螺旋神经节等部位，可改善可逆的耳蜗症状。应重视瘘管填塞术后的术腔护理，坚持术后随访和治疗。

3. 对症支持治疗 因眩晕、自主神经功能紊乱导致恶心、呕吐的患者，有潜在的水电解质紊乱风险。术后应注意患者的液体出入量，防止水、电解质、酸碱平衡紊乱等异常情况的发生。

(张　青　张玉忠　陈籽辰)

本章参考文献

Baron S H, 1953. Symposium: the surgical management of aural cholesteatoma: why and when I do not remove the matrix. Trans Am Acad Ophthalmol Otolaryngol, 57(5):694−706.

Baylan M Y, Yilmaz U, Akkus Z, et al. , 2018. Assessment of bone conduction thresholds after surgical treatment in patients with labyrinthine fistula. Turk Arch Otorhinolaryngol, 56(2):89−94.

Gacek R R, 1974. The surgical management of labyrinthine fistulae in chronic otitis media with cholesteatoma. Ann Otol Rhinol Laryngol, 83(Suppl 10): 1−19.

Gacek R R, 2003. Labyrinthine fistula: diagnosis and management. Int Congr Ser, 1240: 23−32.

Geerse S, De Wolf M J F, Ebbens F A, et al, 2017. Management of labyrinthine fistula: hearing preservation versus prevention of residual disease. Eur Arch Otorhinolaryngol, 274(10):3605−3612.

Ikeda R, Kobayashi T, Kawase T, et al. , 2012. Risk factors for deterioration of bone conduction hearing in cases of labyrinthine fistula caused by middle ear cholesteatoma. Ann Otol Rhinol Laryngol, 121(3):162−167.

John L, Dornhoffer A C M, 1995. Management of the open labyrinth. Otolaryngol Head Neck Surg, 112(3): 410−414.

Michel O, Petereit H, Klemm E, et al. , 2005. First clinical experience with beta-trace protein (prostaglandin

D synthase) as a marker for perilymphatic fistula. J Laryngol Otol, 119(10):765−769.

Rosito L P S, Canali I, Teixeira A, et al. , 2019. Cholesteatoma labyrinthine fistula: prevalence and impact. Braz J Otorhinolaryngol, 85(2):222−227.

Sanna M, Zini C, Bacciu S, et al. , 1984. Management of the labyrinthine fistula in cholesteatoma surgery. ORL J Otorhinolaryngol Relat Spec, 46(3):165−172.

Sheehy J L, Brackmann D E, 1979. Cholesteatoma surgery: management of the labyrinthine fistula—a report of 97 cases. Laryngoscope, 89(1): 78−87.

Walsh T E, 1953. Symposium: the surgical management of aural cholesteatoma: why I remove the matrix. Trans Am Acad Ophthalmol Otolaryngol, 57(5):687−693.

Yamauchi D, Yamazaki M, Ohta J, et al. , 2014. Closure technique for labyrinthine fistula by "underwater" endoscopic ear surgery. Laryngoscope, 124(11):2616−2618.

第三章

半规管裂手术

第一节 概 述

　　1998年，Minor等报道了第一例上半规管裂综合征。患有上半规管裂综合征的患者可能会因强声和（或）通过改变中耳或颅内压力（如咳嗽、打喷嚏或屏气）的动作而感到眩晕和视振荡（已知为静止的物体明显晃动）。这种综合征的听觉表现包括自声增强（增加自己声音的共鸣），对骨传导的声音过敏及在听力测试中显示明显的传导性聋。有些患者仅有前庭症状和体征，有些患者既有听觉也有前庭表现，还有一些患者只有听觉主诉。

　　上半规管裂，即原本封闭的上半规管骨壁出现裂缝，导致第三窗效应，即在外界声音的听觉传导过程中出现能量泄露，引起传导性聋（图3-1）。另外，由于内淋巴的流动更加容易，导致骨传导增强。当强声刺激引发颅内压改变时，内淋巴更容易流动，导致眩晕。疾病的治疗主要是解决听力下降和眩晕的症状。

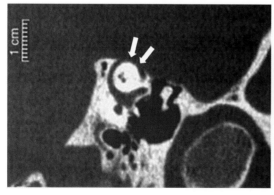
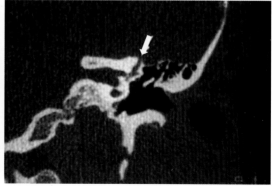

图 3-1 上半规管裂

颞骨 CT 上半规管平面重建二维图像和冠状位图像（箭头：骨壁缺损处）

半规管裂，可以出现在任一半规管，多见于上半规管。半规管裂综合征临床确诊后，可以嘱咐患者避免诱发性刺激如强声或屏气等升高颅内压的动作，或者给予一些镇静类药物以减轻前庭系统的反应。对于那些保守治疗后仍无法缓解，或者症状严重以至于明显影响生活质量的患者才考虑手术干预。值得注意的是，大部分确诊为上半规管裂的患者最终并未接受手术治疗。

一、历史演变

1998 年 Minor 报道了经颅中窝径路行上半规管裂修复术。简单步骤为经颅中窝颞下硬膜外径路暴露上半规管顶壁，采用筋膜填塞缺损处。此后，其他作者报道使用肌肉、骨蜡、骨粉等作为填塞物。由于术前 CT 存在假阳性，颅中窝径路可以在修复前完全窥清并确认缺损部位，这是颅中窝径路的优势。对于视野受限的病例，可在术中使用内镜辅助扩大视野。

相比于颅中窝径路，耳科医生更倾向于经乳突径路行半规管阻塞术。因为这个径路耳科医生更熟悉，同时相比于开颅，该径路可以降低创伤。据报道，通过骨屑或者颞肌筋膜填塞于骨缺损处，可以获得 90% 前庭觉和听觉症状的改善。尽管如此，乳突径路因为对缺损暴露有限，对于那些气化差的颞骨、颞窝低位或者同部位脑板缺损面积较大者并不十分适宜。

关于骨质缺损修复先后报道过阻塞术、管壁重建术和封盖术。这几种修复术式通过颅中窝径路和乳突径路均可完成，可一种或多种联合使用。阻塞术即通过破损骨壁将填塞物塞入管腔封堵（图 3-2）。管壁重建术即用筋膜、软骨膜、软骨等重建或再覆盖颅中窝缺损骨质（图 3-3）。用骨水泥重建缺损的骨壁被定义为封盖术。

关于移植物的选择，亦有争议。常用的移植物包括自体移植物如筋膜、肌肉、骨屑、软骨膜等和非自体移植物如硅胶等。对上半规管裂术术后复发的几例病例进行分析发现，

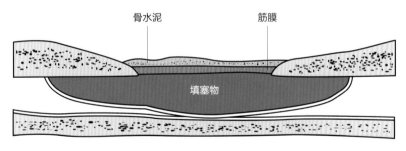

图 3-2　半规管裂阻塞术示意图

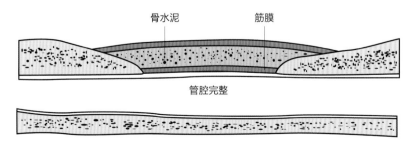

图 3-3　半规管裂管壁重建术示意图

缺损处的骨移植物被吸收，这提示上半规管裂患者的整个颞骨都是异常的，因此用颅骨移植物做重建有较高的被吸收风险。鉴于手术失败主要是因为移植物被吸收或者移位的缘故，一些术者更倾向于使用骨源性替代品或者硅橡胶。也有术者尝试用骨－筋膜移植物，取得了满意的结果。

圆窗加强术是近几年新提出的一种术式。推测圆窗加强术影响了内耳系统的阻抗，降低了整体的超顺应性及压力相关的内淋巴移位，但尚未在临床广泛开展。

二、理论基础

假说提出上半规管裂引起症状的原因是形成了一个"第三窗"。正常情况下，镫骨足板贴附于卵圆窗龛，调节传入内耳的声音。圆窗调节从内耳鼓阶释放声音的机械能量。这两个窗直接促使声波相关的力沿着螺旋状的基底膜传递。

前庭膜迷路有一个骨囊使之不因中耳的声音或脑脊液的压力变化而变化，但如果发生骨性缺损，就非常易于受声音或压力变化的影响。因此，上半规管顶部的非生理性第三窗导致了声波机械能量向病理性骨缺损处分流，从而引起眩晕、传导性听觉过敏或者传导性听力下降。颅内压通过前庭系统从上半规管裂处向圆窗传递，增加了内耳的顺应性，可引起 Hennebert 征、传导性聋，以及搏动性耳鸣等。

因此，基于第三窗理论，学者们陆续提出了各种修复半规管骨质缺损的手术方式，如通过颅中窝径路或乳突径路进行半规管阻塞、管壁重建或骨水泥封盖等修复方式。

三、疗效及其影响因素

半规管裂修复手术疗效确定。由于封闭了第三窗，可缓解患者的症状，前庭肌源性诱发电位（vestibular evoked myogenic potential，VEMP）阈值和气骨导差值也常有所改善。

手术径路和修复方式并不是影响疗效的决定性因素。据报道，无论采用哪种半规管裂手术技术，大部分患者的症状均获得了改善。很多报道提到，相比半规管管壁重建术，半规管阻塞术可以获得更高的成功率，尤其在改善前庭不平衡症状方面。然而，半规管阻塞术和骨水泥封盖术的疗效近似，后者本质上是应用不可移动材料的重建手术。一项 Meta 分析报道，如果听觉症状是手术干预的主要指征，所有术式成功率相似。

第二节　适　应　证

目前国际上还没有统一的半规管裂手术治疗适应证。根据我们的经验，结合以往文献建议如下。

（1）声音刺激（Tullio 现象）或压力刺激（Hennebert 征）诱发眩晕反复发生，通过视频眼震仪可记录到相关眼震表现。

（2）HRCT 证实上半规管裂存在。

（3）排除其他引起眩晕的病因。

（4）症状较重，通过保守措施仍无法缓解，影响生活质量。

建议上述四个条件均满足的患者行手术治疗。因为既往报道，那些疗效不佳的患者中，有一部分后来证明并非是上半规管裂。

第三节　手术方法、步骤与要点

一、手术径路与方法

目前半规管裂手术常用的手术径路包括经颅中窝径路、经乳突径路、内镜辅助下颅中窝径路。前三种径路，可分别采用阻塞术、管壁重建术和封盖术三种方法。

1. 经颅中窝径路

（1）优点：包括不用磨开乳突骨质，不用暴露周围颅底结构，直达弓状隆起缺损处。有利于暴露周边的骨质，可修复天盖缺损或者脑膜脑膨出。

（2）缺点：需要暴露中颅底、牵拉颞叶，因此增加了相关风险。当弓状隆起缺损很薄（"蓝线"）或者沿着下斜形脑板走行，就很难识别缺损区。此时，必须磨除周边的颅底骨质及显著地牵拉才可看到。过度牵拉可导致硬脑膜撕裂、脑脊液漏及脑损伤。充分暴露上半规管缺损的内侧面也增加了面神经损伤的概率。有报道上半规管裂患者中，高达 38.0% 的病例面神经膝状神经节处存在骨管缺损。

2. 经乳突径路

（1）优点：避免了开颅，颅内并发症的风险更低，住院时间也更短。

（2）缺点：裂损区较经颅中窝径路更难暴露，不能看清整个缺损的位置和范围。另外，当颅中窝底骨板处于明显低位时，更难做到安全地暴露半规管裂缺损，因此术前CT尤其重要。

3. 阻塞术、管壁重建术与封盖术的对比　　不同的研究显示将缺损局部的半规管阻塞后再重建管壁的远期效果优于单纯管壁重建。单独使用管壁重建术，并不能确保完全封闭缺损。2014 年，Goddard 和 Wilkinson 报道了 24 例因上半规管裂行阻塞术的病例，获得了良好的疗效，症状减轻，并且听力结果也满意。一项 Meta 分析的结果提示封盖术和阻塞术可以获得更好的成功率。关于各种填塞物的优劣也有报道，柔软的填塞物如筋膜或者骨蜡，仍有在耳囊和颅内间传递压力的可能，而坚硬的填塞物如骨片、骨移植物、人工骨水泥在这一方面具有优势。柔软的填塞物可以用于初步压迫膜迷路，在内淋巴和硬脑膜间形成密实的分隔。骨蜡的缺点在于与骨管的黏附性差，不能确保完全避免压力传递。

二、手术方法与步骤

（一）不同径路上半规管裂的手术探查和修补

1. 经颅中窝径路　　通过颅中窝径路修补骨质缺损治疗上半规管裂的具体步骤如下。

【步骤 1】　　全麻后，仰卧侧头位，耳郭上方做直切口或者弧形切口，暴露颞骨（图 3-4 ～图 3-8）。

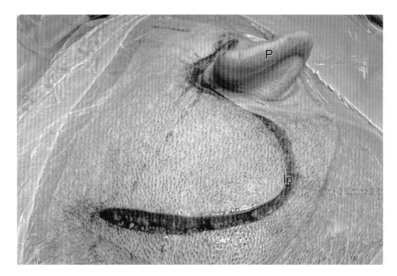

图 3-4 耳前颞部"？"形切口
耳前皮肤切口，向上
后沿耳郭上方弯向后、
上，然后向前，切开
皮肤皮下组织至颞肌筋
膜，避免损伤颞浅动脉
P，耳郭；
In，切口

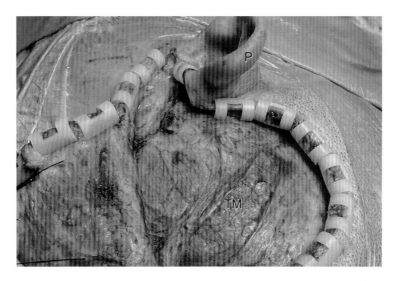

图 3-5 暴露颞肌，皮肤边缘
可用头皮夹止血
P，耳郭；
TM，颞肌

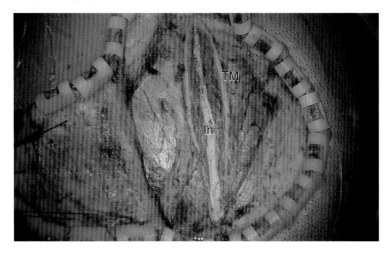

图 3-6 纵行切开颞肌，直达
骨面
TM，颞肌；
In，切口

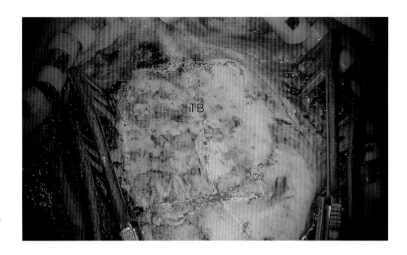

图 3-7　撑开器暴露颞骨鳞部
　　　　TB，颞骨

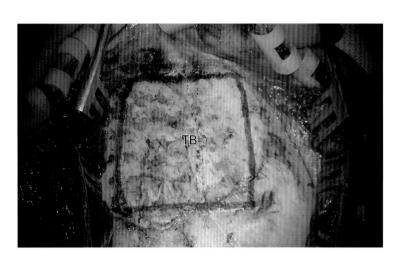

图 3-8　在颞骨鳞部做长方形
　　　　标志线
　　　　TB，颞骨

【步骤 2】　　在颞骨上做约 4 cm×3 cm 骨窗，注意电钻不要损伤硬脑膜，靠近硬脑膜时要使用金刚钻头（图 3-9）。术前或者术中应用甘露醇降低颅内压。

【步骤 3】　　将骨瓣与硬脑膜剥离、撬开（图 3-10～图 3-13）。注意避免出血，如有出血，可以用滴水双极电凝止血。靠近骨窗边缘，可以使用止血材料压迫止血。颞骨鳞部开放的乳突气房可使用骨蜡封闭。

【步骤 4】　　用棉球分离硬脑膜和岩骨，保持硬脑膜完整，将硬脑膜与岩骨上方分离。轻轻下压硬脑膜，仔细观察岩骨表面（图 3-14）。

【步骤 5】　　用脑压板轻柔地牵拉颞叶，识别弓状隆起，进而确认缺损部位（图 3-15）。

【步骤 6】　　可用金刚钻磨除部分上半规管周围骨质，更好地暴露骨质缺损部位。测量骨裂缺的宽度，注意不要用吸引器在骨质缺损处直接吸引。

【步骤 7】　　用筋膜填塞骨裂，然后用骨粉和骨片、骨蜡或者软组织覆盖（图 3-16）。因为颅中窝底常常很薄，覆盖半规管的缺损及临近比较薄的天盖可以避免颞叶搏动的慢性刺激。此外，经颅中窝径路对于脑板低位的患者也很有优势。该操作的要点在于填塞前，看清楚缺损的边界。

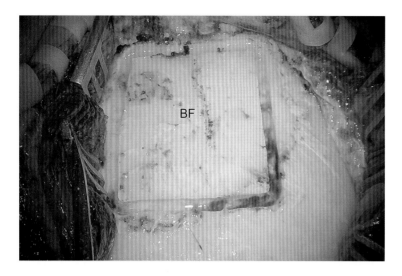

图 3-9　按照标志范围制作
骨窗

用 2.5 mm 钻头磨骨，
做约 4 cm×3 cm 骨窗。
骨瓣上缘高度距离耳
郭上缘约 2.5 cm；注
意避免损伤硬脑膜；
保持骨板完整，可以
用于回纳修复；收集
骨粉备用

BF，骨瓣

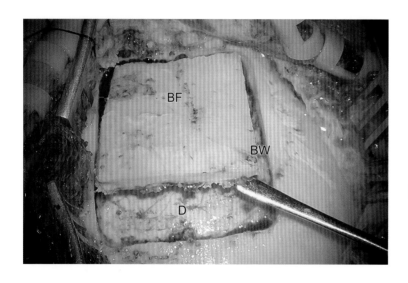

图 3-10　将骨瓣与硬脑膜剥
离、撬开

BF，骨瓣；
BW，骨窗；
D，硬脑膜

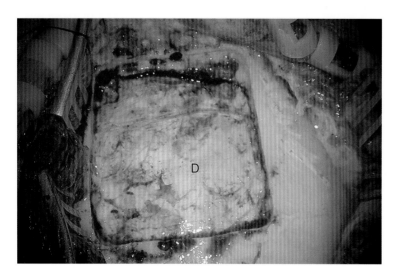

图 3-11　骨瓣去除后，显示
颞部硬脑膜

D，硬脑膜

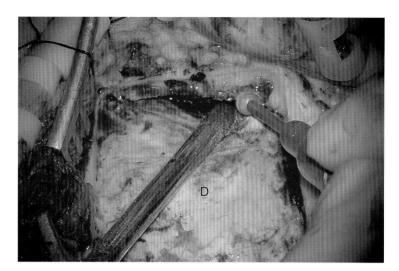

图 3-12　继续用磨钻扩大骨
　　　　　窗下部
　　　　　D，硬脑膜

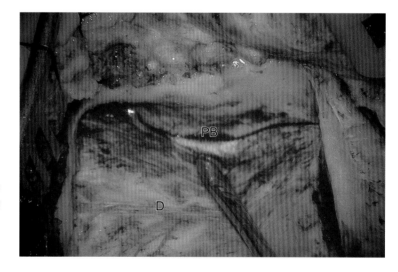

图 3-13　向内掀翻硬脑膜，
　　　　　显示颞骨岩部上面
　　　　　注意骨窗下缘开放的
　　　　　乳突气房已使用骨蜡
　　　　　封闭
　　　　　D，硬脑膜；
　　　　　PB，岩骨

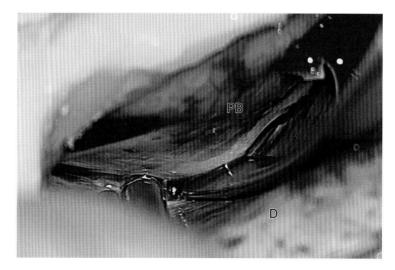

图 3-14　分离硬脑膜和岩骨，
　　　　　保持硬脑膜完整
　　　　　寻找弓状隆起，在有
　　　　　些气化良好的乳突，
　　　　　可以看到半透明的气
　　　　　房骨壁
　　　　　PB，岩骨；
　　　　　D，硬脑膜

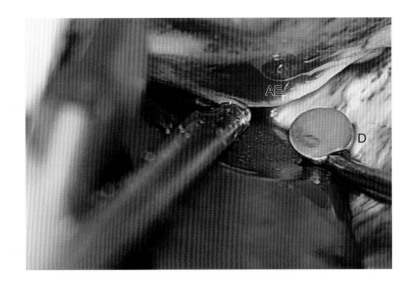

图 3-15 识别弓状隆起，确认缺损部位

在颅中窝撑开器上固定脑压板，调整深度、角度和水平方向；分离硬脑膜，显露弓状隆起

AE、弓状隆起；
D、硬脑膜

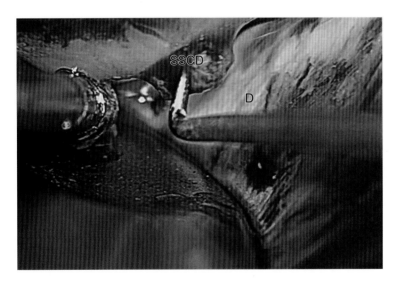

图 3-16 用筋膜填塞骨裂，再用骨粉和骨片、骨蜡或者软组织覆盖

先用筋膜从半规管裂塞入半规管腔，向裂口的前后两个方向塞入筋膜，再用咬骨钳咬取的备用颅骨切缘骨片，卡住筋膜，避免其外移

SSCD、上半规管裂；
D、硬脑膜

【步骤 8】 在筋膜和骨片塞入半规管后，再用骨水泥胶覆盖其外侧，骨水泥上方可覆盖一层筋膜（图 3-17）。术中有条件时可以使用脑干诱发电位监测听力。

【步骤 9】 将硬脑膜回位，检查有无出血（图 3-18）。

【步骤 10】 修复颅骨缺损，可以用原骨瓣，也可以用钛板加骨水泥修复（图 3-19）。

2. 经乳突径路 全麻后，将患者头位转向对侧，患耳朝上，基本同常规中耳鼓室成形术的体位。术中应避免吸引器对着膜迷路吸引或进行其他有创操作，以防引起术后听力下降和慢性平衡不稳等并发症。骨粉、骨蜡、骨片、筋膜等均可用来填塞上半规管裂孔处的管腔，从而填塞半规管。如果用骨蜡，可用两个 2 mm 大小的骨蜡小球，其足以阻塞半规管，而同时不引起神经上皮细胞的损伤，避免术后前庭功能下降和降低听力下降的风险。

【步骤 1】 做耳后切口，磨除乳突皮质，识别外半规管，磨除迷路周边的气房，识别并轮廓化上半规管（图 3-20 ～图 3-22）。

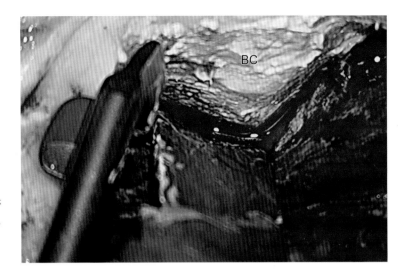

图 3-17　脑压板上方，石膏
　　　　样的骨水泥覆盖弓
　　　　状隆起
　　　　BC. 骨水泥

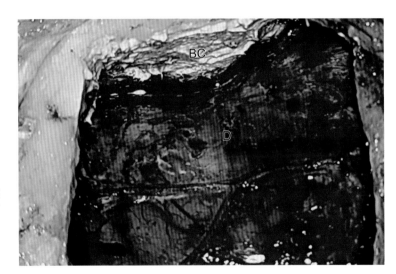

图 3-18　取出脑压板，仔细检
　　　　查硬脑膜回位后有
　　　　无活动性出血
　　　　BC. 骨水泥；
　　　　D. 硬脑膜

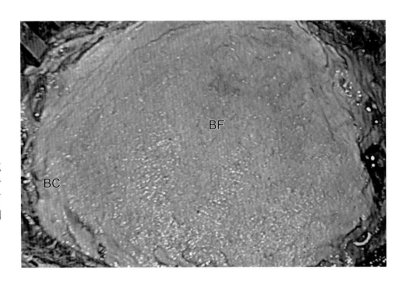

图 3-19　修复颅骨缺损
　　　　将原骨瓣回位固定或
　　　　者使用钛板修复颅骨
　　　　缺损，使用钛板时可
　　　　用骨水泥在钛板外侧
　　　　进行进一步固定修复
　　　　BF. 骨瓣；
　　　　BC. 骨水泥

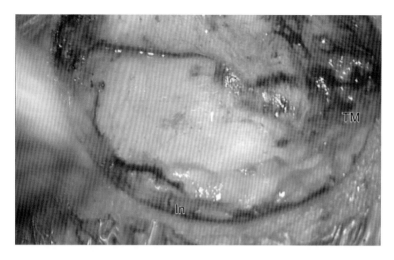

图 3-20 切开皮肤及皮下组织，暴露颞肌
In，切口；
TM，颞肌

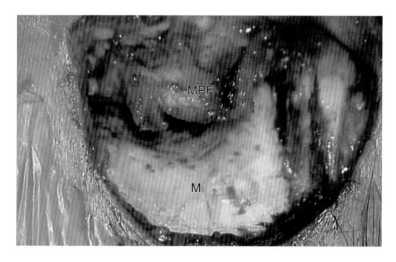

图 3-21 用电刀切开，做蒂在前的肌骨膜瓣，显露乳突
MPF，肌骨膜瓣；
M，乳突

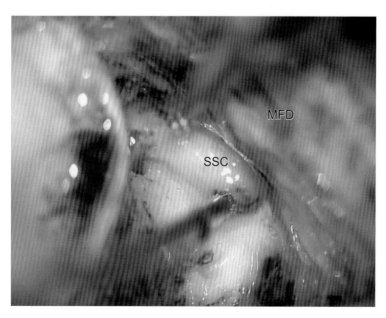

图 3-22 常规乳突切开，完成乳突轮廓化，暴露上半规管并轮廓化
磨除颅中窝底骨板，使之软化，便于操作和暴露上半规管
MFD，颅中窝硬脑膜；
SSC，上半规管

【步骤2】　　金刚钻打磨上半规管直至暴露"蓝线"，用显微剥离子挑去上半规管顶部"蓝线"处的骨质，开放骨性半规管，确保骨质被去除而膜迷路仍保存完好（图3-23）。依据上半规管裂的长度开放半规管。

【步骤3】　　将压薄晾干的颞肌筋膜裁剪成窄条状，分别从磨开的两端填塞到上半规管管腔，对缺损的上半规管顶形成"夹击"的形式，然后用骨蜡加固，并覆盖自体骨粉，填实（图3-24、图3-25）。

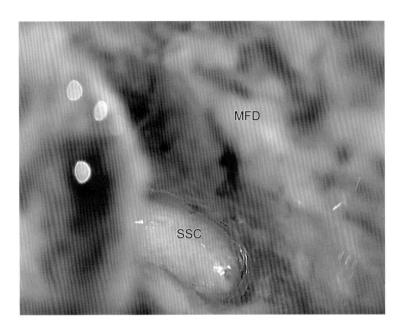

图3-23　定位半规管裂部位，金刚钻打磨上半规管直至暴露"蓝线"
MFD. 颅中窝硬脑膜；
SSC. 上半规管

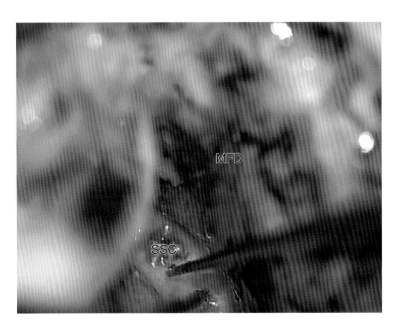

图3-24　在（颅中窝面）半规管裂下方，将筋膜和骨片塞入半规管中
MFD. 颅中窝硬脑膜；
SSC. 上半规管

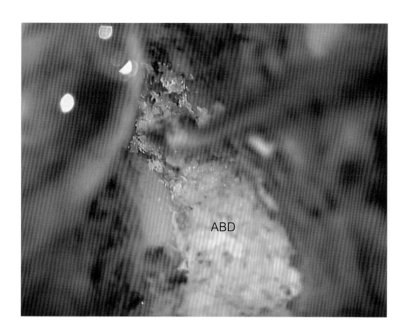

图 3-25 填塞之后用自体骨
粉敷于此处, 浇注
胶水固定
ABD, 自体骨粉

3. 内镜辅助下颅中窝径路 取筋膜移植物, 掀起骨膜瓣, 做 3 cm×2 cm 小颅骨瓣。在显微镜下, 将硬脑膜从乳突天盖和鼓部天盖轻柔翻起, 暴露弓状隆起。在 30° 内镜下 (直径 3 mm, 长 14 cm) 查看缺损区 (图 3-26)。使用内镜时, 需用 HOUSE-URBAN 颅中窝

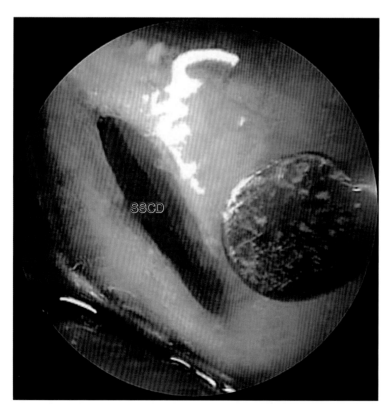

图 3-26 在 30° 内镜辅助下,
可以良好地显示半规
管裂的位置和形态
在 30° 内镜的辅助下,
可以获得更小的开颅
范围, 更小的硬脑膜
分离范围, 对脑组织
牵拉更少, 更易识别
弓状隆起处的缺损
SSCD, 上半规管裂

牵开器牵开颞叶。内镜下将硬脑膜从缺损处分离，用骨蜡轻柔地将缺损的壶腹侧和非壶腹侧填塞。结合内镜比单纯用显微镜，可以获得更好的视野，减少颞叶的牵拉。

内镜下可以用骨蜡封堵骨质缺损（图3-27）。但内镜是二维图像，因此景深和立体感不如显微镜提供的三维图像。另外，内镜手术需要一手持镜、一手操作，对术者的操作技术和经验要求更高。

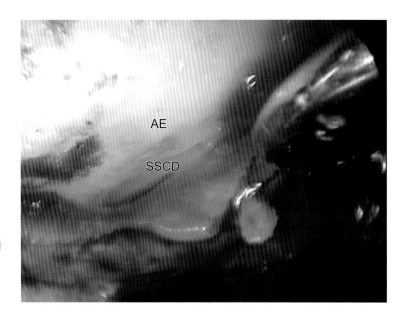

图3-27　30°内镜下用骨蜡封堵半规管裂

AE. 弓状隆起；

SSCD. 上半规管裂

※上半规管裂手术探查和修补术相关视频

视频3-1

视频3-2

视频3-3

（二）后半规管裂手术探查和修补术

后半规管裂（posterior semicircular canal dehiscence，PSCD）与上半规管裂有一定的相似性。1986年，PSCD于影像学上首次被报道。此后多位作者报道了颈静脉球高位相关的PSCD，后者具有与上半规管裂类似的临床表现。Mikulec和Poe报道了经乳突径路阻塞后半规管缺损骨质。Gubbels报道了第一例颈静脉球减压后重建半规管缺损骨质。

一般而言，颈静脉球高位导致的PSCD可以先行保守治疗。对于保守治疗效果差、症状显著、明显影响生活者，可考虑手术治疗。手术治疗方案上，Samuel等推荐先行修复缺损骨质的术式，而非阻塞术，以尽量避免破坏半规管非病变累及部位。他们的依据是间接阻塞半规管的非病变部位，可能不能避免颈静脉球对后半规管壶腹的持续作用，而采用复合移植物重建缺损骨质，在颈静脉球和后半规管膜迷路之间建立一个屏障，理论上或许能避免这一风险。

经乳突径路可以做到充分压迫高位颈静脉球。压迫颈静脉球后，用剥离子将其向下推。然后用颞肌筋膜覆于缺损处，表面再置一层骨粉。在骨粉表面再放置皮质骨移植物，从而完成修复。使用局部止血材料即可控制颈静脉球的出血。

总之，PSCD 可以引起与上半规管裂相似的临床表现和听力症状。重建缺损骨质可以成功地缓解前庭症状。针对颈静脉球高位相关的 PSCD，重建半规管缺损骨质较阻塞术可获得更确切的疗效。

三、手术要点

（1）对于那些颞骨气化差、颅中窝低位或者同部位脑板缺损面积较大者，倾向于颅中窝径路。其他无特别异常的患者，可根据术者的习惯选择。

（2）可以使用筋膜和骨片填塞，再用骨蜡、筋膜或骨水泥封盖。结合文献报道，骨水泥封盖术似乎略有优势，但尚存在争议。

（3）避免吸引器对着瘘口吸引淋巴液。

（4）若二次手术，避免移除先前的填塞物，以防撕破膜迷路。

（5）若术中缺损暴露不全面，可在内镜辅助下扩大视野，充分窥及缺损区，有利于术中重建管壁。

（6）再小的孔都将引起明显的症状，手术修复必须注意不能遗留任何大小的裂口。

（7）术中、术后严密止血。

第四节　围手术期处理与术后并发症

一、围手术期处理

关于围手术期类固醇激素的应用有多篇报道。一般认为，如果术后有感音神经性聋、迷路功能下降或者面神经麻痹等情况出现，需要延长激素使用的时间。

术后早期出现的持续性或轻微的听觉和前庭觉功能减退可能与手术部位的液体、血液或者气体有关，可以根据术前、术后听觉和前庭觉测试获得对症状和术后结果的客观评估，也有利于增加对本病本质的认识与经验的积累。

二、术后并发症

前庭功能下降和听力损失是上半规管裂修补术后最令人担心的并发症。阻塞术后的上半规管功能受损常见。经颅中窝径路阻塞术后早期，约 1/3 的患者会出现前庭功能下降。缺损的面积越大，风险越高。这或许与术中外淋巴漏及内淋巴重新分布有关。一般来说这些症状会随着时间的推移逐渐缓解，但是约 11% 的患者在术后 6 周仍有前庭受损的表现。考虑半规管的功能，一些术者倾向于重建管壁而非填塞管腔。采用骨水泥封盖或许提供了一个可行的方案，其可在减少术后前庭副作用的同时缓解症状。

术后严重的听力下降并不常见，且与阻塞或重建术式无关。有报道，经颅中窝径路行半规管阻塞术后，约 25% 患者出现了轻度的高频感音神经性听力下降而并没有言语识别率改变。早期的手术强调完全阻塞上半规管膜迷路，这或许导致了术后听力损失发生率更高。相比于其他填塞物，用骨屑阻塞听力下降的发生率较低。对于二次手术的患者，术后听力下降发生的概率更高，这或许与术区粘连、分离硬脑膜时损伤膜迷路有关。有耳蜗或者镫骨手术史的患者，术后听力下降的发生率会更高。

双侧上半规管裂、缺损面积大、有偏头痛病史的患者，术后症状恢复的时间可能会更长。面瘫、脑脊液漏和其他神经病变发生少见。

有些患者初次手术后，临床症状不缓解，有可能需要再次手术。Sharon 等报道了 21 例行修正手术的上半规管裂患者。他们在术中发现填塞物或覆盖物都未能完全封闭缺损处。这或许是由于初次手术填塞物不足或者术后移位、吸收所致。提示术者再进行修补手术时，选择填塞物或覆盖物的面积比缺损预估面积大一些，术后效果可能会更可靠。另外，如果阻塞和覆盖两种方法同时使用，效果可能会更加可靠。因此我们建议，覆盖物超出缺损边缘 2～3 mm，一则能确保填塞物更加稳固，二则考虑半规管缺损边缘的骨质比较薄，适当地超范围覆盖修补，术后效果可能更好。

（王武庆　戴春富　张毅博　David Schramm　Fahad Alkherayf）

▎本章参考文献 ▎

戴春富，沙炎，迟放鲁，等，2008. 上半规管裂综合征的诊断. 中华耳鼻咽喉头颈外科杂志，43(1):27-31.

杜强，王正敏，2005. 上半规管裂. 国外医学（耳鼻咽喉科学分册），29(4):198-200.

沙炎，洪汝建，迟放鲁，等，2007. 上半规管裂综合征一例. 中华放射学杂志，41(3):268.

汪照炎，吴皓，杨军，2005. 上半规管裂综合征. 临床耳鼻咽喉科杂志，19(16):766-768.

吴子明，张素珍，周娜，等，2005. 上半规管裂一例. 中华耳科学杂志，3(1):65,66.

张礼春，洪汝建，戴春富，等，2009. 多平面重组技术评价上半规管裂综合征. 中华耳鼻咽喉头颈外科杂志，44(9):736-738.

张礼春，沙炎，洪汝建，等，2009. 上半规管裂综合征的多层螺旋 CT 诊断. 中华放射学杂志，43(10):1027-1030.

张小安，李煜，戴春富，2016. 上半规管裂综合征 20 例临床表现及干预选择. 中华耳鼻咽喉头颈外科杂志，51(2):81-85.

Sharon J D, Pross S E, Ward B K, et al. , 2016. Revision surgery for superior canal dehiscence syndrome. Otol Neurotol, 37(8): 1096-1103.

Ward B K, Carey J P, Minor L B, 2017. Superior canal dehiscence syndrome: lessons from the first 20 years. Front Neurol, 8: 177.

Xie Y, Sharon J D, Pross S E, et al. , 2017. Surgical complications from superior canal dehiscence syndrome repair: two decades of experience. Otolaryngol Head Neck Surg, 157(2): 273-280.

Yamauchi D, Hara Y, Hidaka H, et al. , 2017. How I do it: underwater endoscopic ear surgery for plugging in superior canal dehiscence syndrome. J Laryngol Otol, 131(8): 745−748.

Ziylan F, Kinaci A, Beynon A J, et al. , 2017. A comparison of surgical treatments for superior semicircular canal dehiscence: a systematic review. Otol Neurotol, 38(1):1−10.

第四章

内淋巴囊手术

第一节 概　　述

一、历史演变

1861 年，Ménière 首次提出内耳疾病可导致眩晕及耳聋。1867 年，典型的眩晕、耳聋及耳鸣的疾病首次被称作梅尼埃病（Ménière's disease，MD）。1924 年 Wittmaack 首次提出内耳膜迷路积水的概念。1927 年，Guild 首次揭示了内淋巴囊在内淋巴引流中的关键作用，为内淋巴囊手术的创立奠定了解剖学基础。同年，Portmann 创立内淋巴囊切开术治疗梅尼埃病，取得了一定效果，首开内淋巴囊手术治疗梅尼埃病的先河。约 10 年后，Hallpike 和 Cairins 发现梅尼埃病患者的病理形态学特征是膜迷路积水，为内淋巴囊手术提供了理论支撑。1940 年 Rollin 在人的岩骨标本上首次发现内淋巴积水伴有前庭膜破裂，听力和前庭功能异常便是内外淋巴混合的结果。1954 年，Yamakawa 和 Naito 对 Portmann 的手术做了改进，切开内淋巴囊并将内淋巴向蛛网膜下腔进行分流。1965 年，Kimura 和 Schuknecht 通过破坏豚鼠的内淋巴囊和内淋巴管，成功构建出内淋巴积水的动物模型。临床上，1966 年，Shea 再次对手术进行改良，提出内淋巴囊乳突腔引流手术。同年，Shambaugh 发现即使术中不打开内淋巴囊，甚至无须辨明内淋巴囊的情况下单纯去除周边骨质也可以取得控制梅尼埃病症状的良好效果，由此创立了内淋巴囊减压术。内淋巴囊手术方法已先后衍生发展出 10 余种，在国内外开展较多的术式有以下 3 种：①内淋巴囊蛛网膜下腔分流术（endolymphatic subarachnoid shunting，ESS）；②内淋巴囊乳突腔引流术（endolymphatic mastoid shunting，EMS）；③内淋巴囊减压术（endolymphatic sac decompression，ESD）。

内淋巴囊蛛网膜下腔分流术出现较早。术中同时剪开内淋巴囊的外侧壁和内壁，以一枚长度为 15～20 mm 的硅胶管沟通内淋巴囊与桥小脑池，妥善固定后封闭外侧壁切口即可。该术式引流效果稳定，开展难度相对较小。但值得注意的是，正常人内淋巴总量仅有约 2.76 μL，压力较低且相对稳定。而桥小脑池蛛网膜下腔的压力变异很大，坐位时约为 −5 mmH$_2$O，平卧低头时约为 +350 mmH$_2$O。如此巨大的压力波动在手术沟通了内淋巴囊与桥小脑池后势必影响内淋巴压力的稳定状态。而且一旦发生术后感染极易向颅内蔓延，可造成严重后果。考虑到内淋巴囊蛛网膜下腔分流术的明显弊端，该术式目前已鲜有开展。

因此，内淋巴囊乳突腔引流术应运而生。术中只剪开内淋巴囊外侧壁，以硅胶薄膜引流条置入其中，持续引流内淋巴进入乳突腔。这一改进虽然解决了颅内感染风险和内淋巴压力稳定性两个问题，但切开内淋巴囊必然会损伤其表面的血管，几乎所有的引流装置都会因术后粘连和切口形成瘢痕，变狭窄而失去作用，并且如果对内淋巴囊识别有误，误操作可能引起脑脊液漏。综合现有文献资料，内淋巴囊乳突腔引流术和内淋巴囊蛛网膜下腔分流术两种术式的临床效果大体相近。

内淋巴囊减压术与内淋巴囊乳突腔引流术两种术式几乎在同一时间创立，其手术方法与上述两种手术无明显差异，不同之处仅在于内淋巴囊减压术是对内淋巴囊结构的充分暴露与周围减压。Paparella 强调内淋巴囊手术应广泛暴露硬脑膜，包括颅中窝底、乙状窦及其前方的颅后窝硬脑膜。该术式不破坏内淋巴囊的完整结构，操作最为简单、便捷，且已经有研究表明内淋巴囊乳突腔引流术和内淋巴囊减压术均为治疗梅尼埃病的有效方法，眩晕控制率两者无统计学差异。因内淋巴囊减压术操作简单、破坏小、术后并发症少，正逐渐成为国内外内淋巴囊手术的主流术式。

因此，尽管存在一些争议，内淋巴囊手术仍然为顽固性梅尼埃病患者的早期推荐手术方法（图 4-1）。

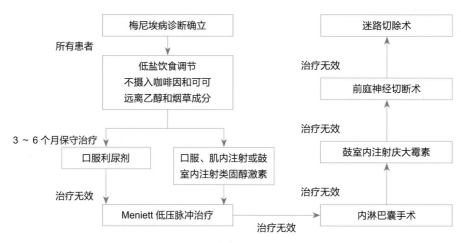

图 4-1 梅尼埃病治疗的推荐流程

资料来源：Sajjadi H, Paparella M M, 2008. Ménière's disease. The Lancet, 372(9636): 406-414

内淋巴管夹闭术是由 Saliba 等在 2014 年末创立的治疗梅尼埃病的新术式。早在 20 世纪末人们就发现内淋巴囊中也有暗细胞存在且具备分泌功能。在病理状态下，亢进的内淋巴囊分泌功能可以直接导致内淋巴生成过多，并通过内淋巴管造成膜迷路积水，影响迷路功能，这一假设已经在 Friis 等的动物实验中得到证实。内淋巴管夹闭术是指充分暴露内淋巴囊和位于前庭导水管中的内淋巴管，并以两个金属钛夹充分夹闭内淋巴管。内淋巴管夹闭术实质上属于内淋巴囊手术。一项对比内淋巴囊减压术与内淋巴管夹闭术疗效的临床试验显示，术后随访 2 年，接受内淋巴囊减压术的 22 例患者眩晕控制率为 37.5%，接受内淋巴管夹闭术的 35 例患者眩晕控制率为 96.5%，同时两种手术对残余听力的保留情况相同。

二、理论基础

内耳的内淋巴由耳蜗血管纹缘细胞及前庭暗细胞生成，经内淋巴管进入内淋巴囊后被吸收或过滤至蛛网膜下腔，尽管内淋巴的循环总量不超过半滴，但对内淋巴系统的切开引流理论上可以缓解内淋巴系统积水。而已知内淋巴积水是梅尼埃病的关键病理形态学改变，那么缓解内淋巴积水应该可以达到控制梅尼埃病临床症状的目的。此为传统的内淋巴囊分流、引流手术的理论基础。

内淋巴囊减压术的创立是从内淋巴囊所处的解剖位置考虑。内淋巴囊的后内方紧贴硬脑膜，需要承受来自颅后窝的颅内压力，前外壁紧贴颅后窝骨板而没有缓冲的余地。内淋巴囊减压术术中去除颅后窝骨板，使内淋巴囊不再受骨性限制，即使术后周围有广泛的瘢痕组织形成，在内淋巴系统积水导致内淋巴压力急剧升高时，内淋巴囊也可以有足够的空间进行扩张，缓冲内耳组织所受的压力，起到控制梅尼埃病眩晕症状的作用。

三、疗效及其影响因素

综合国内外报道，内淋巴囊乳突腔引流术或内淋巴囊减压术的眩晕控制率为 65% ～ 90%。

内淋巴囊手术的疗效与术前患者听力损失情况密切相关，而与患者性别、年龄、术后随访时间无关。听力分期为 Ⅰ ～ Ⅲ 期的梅尼埃病患者内淋巴囊手术后眩晕控制率为 80% ～ 90%，而术前属于 Ⅳ 期重度听力损失的梅尼埃病患者术后眩晕控制率仅有 40% ～ 46%。

绝大多数梅尼埃病患者起病均为单侧，但是仍有部分患者最终会进展为双侧受累。据报道，接受患侧内淋巴囊减压术后有可能延缓甚至阻止病情向双侧梅尼埃病进展。

第二节　适　应　证

确定的 Ⅱ、Ⅲ 期梅尼埃病，经过改变生活方式和规范的保守治疗后，仍不能控制眩晕发作。除了眩晕以外，选择手术亦应考虑患者的听力，具体如下：

(1) 发病次数虽不多，但听力进行性下降，希望尽快终止病变进展以期保护听力者。

(2) 静止期患耳听阈好于 50 ～ 60 dB HL、言语识别率大于 50%，值得保存听力者。

(3) 对侧耳听力差时，患耳的听力也应尽量挽救保护。

(4) 甘油试验阳性，或者发作期与间歇期相比听力波动范围较大者，效果可能较好。

第三节　手术方法、步骤与要点

一、内淋巴囊的局部解剖

内淋巴囊位于乙状窦前方、后半规管后下、面神经后外、颈静脉球上方的颅后窝硬脑膜部位。有时将后半规管的"蓝线"作为确定内淋巴囊的标志，但一般不需要磨出"蓝线"，以避免意外损伤迷路。通常内淋巴管呈"J"形，连接内淋巴囊。内淋巴囊外壁的颜色较硬脑膜白，且较厚，无血管走行，很容易与囊壁周边的单层硬脑膜相区别。内淋巴囊内壁较光滑、有光泽。正常人内淋巴囊的解剖位置有很多变异，有的位于颈静脉球的内侧壁，需将颈静脉球向下推后才能找到内淋巴囊。个别内淋巴囊甚至可与乙状窦部分重叠，处于脑膜夹层中。找不到内淋巴囊的多数原因是未充分磨除面神经垂直段深侧的骨质。但完成此操作之前一定要确认面神经垂直段，以避免损伤。外半规管长轴的延长线，常为内淋巴囊的上界。蛛网膜下腔在内淋巴囊内侧，其间仅隔囊的内壁（脑膜壁）和蛛网膜层，较薄。内淋巴囊内侧的蛛网膜下腔向前上方逐渐扩大为桥小脑池。

二、内淋巴囊和内淋巴管的定位

内淋巴管向前上方斜行穿入后半规管附近骨质。定位内淋巴管一方面是为了更好地定位内淋巴囊、充分减压，另一方面是为了内淋巴管夹闭手术做准备。内淋巴管的定位有两种方法。

1. 方法一　　做一条经外半规管长轴向后的延长线（Donaldson 线），另做一条经后半规管长轴并与之近似垂直的相交线，形成四个象限，其后下象限为内淋巴管穿入骨质处（图4-2）。

2. 方法二　　内淋巴管于后半规管后下方向前、向上穿入迷路骨质，即前庭导水管，磨除乙状窦前的颅后窝骨质至后半规管平面时，唯有穿入处的颅后窝硬脑膜不能与骨面分离，由此可定位内淋巴管（图4-3、图4-4）。

三、手术方法与步骤

（一）内淋巴囊减压术

【步骤1】　　做耳后"C"形切口（图4-5）。为了充分减压内淋巴囊，要处理乙状窦、颅中窝底脑膜，内淋巴囊手术的切口比常规中耳手术切口距耳郭后沟要靠后。起自耳郭附着处上方 0.5 cm，向后然后向下，切口距耳后沟约 2.0 cm，止于乳突尖下方 0.5 cm。

【步骤2】　　切开皮肤及皮下组织（图4-6），向前分离皮瓣，直至外耳道后壁（图4-7）。

【步骤3】　　切开肌骨膜至骨质，自乳突表面分离肌骨膜瓣，制作蒂在前方的肌骨膜瓣，充分显露乳突表面骨皮质（图4-8）。向前分离时注意保护外耳道后壁皮下组织及皮肤，勿切透至外耳道。

【步骤4】　　分别用两根丝线穿过皮下组织和肌骨膜瓣，向前牵拉。间断缝合固定切口周围皮肤和皮下组织，有利于充分暴露乳突表面骨皮质，可以不用牵开器（图4-9）。

【步骤5】　　确定磨除乳突表面骨皮质的范围，用切割钻磨除乳突骨皮质（图4-10、图4-11）。内淋巴囊减压术，磨除乳突骨皮质的范围应大于一般的中耳手术，逐步切除乳突骨皮质，使乳突腔呈现口大底小的碟形，以方便后面的操作。

【步骤6】　　逐渐磨除乳突气房，扩大鼓窦入口，显露乳突尖部的二腹肌嵴、砧骨窝中的砧骨短脚，用两者间的连线定位面神经垂直段（图4-12）。

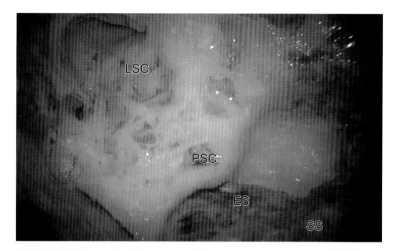

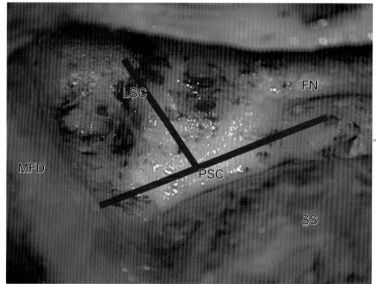

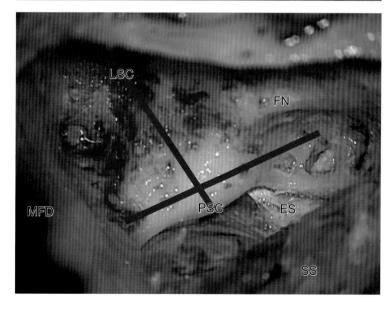

图 4-2　通过外半规管及后半规管定位内淋巴管

磨除乙状窦表面骨质，通过外半规管及后半规管定位内淋巴管

MFD. 颅中窝硬脑膜；
ES. 内淋巴囊；
LSC. 外半规管；
PSC. 后半规管；
SS. 乙状窦；
FN. 面神经

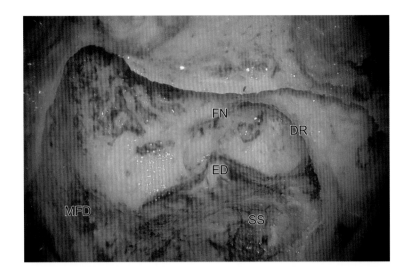

图 4-3 进一步磨除后半规管后下方骨质，显露内淋巴管

ED，内淋巴管；

MFD，颅中窝硬脑膜；

SS，乙状窦；

FN，面神经；

DR，二腹肌嵴

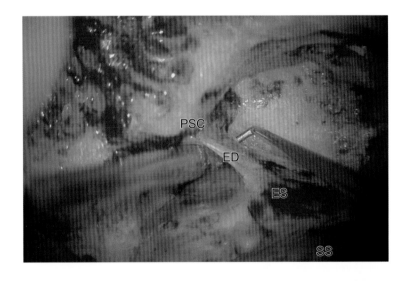

图 4-4 充分磨除骨质，显露内淋巴管、内淋巴囊

ED，内淋巴管；

ES，内淋巴囊；

SS，乙状窦；

PSC，后半规管

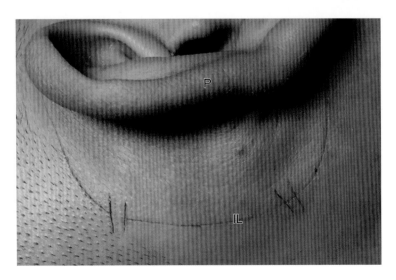

图 4-5 耳后 "C" 形切口

切口成 180° 包绕耳郭；使用小圆刀刀背在切口处划线，并垂直于切口划几条线（切口标志线），以便于术后对位缝合切口；于切口及拟掀开皮瓣的皮下注射含肾上腺素的 0.9% 氯化钠注射液

P，耳郭；

IL，切口标志线

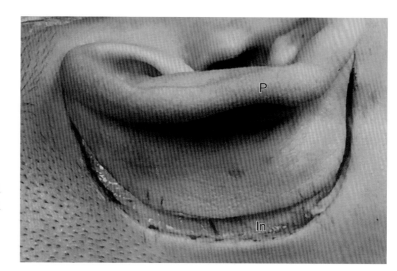

图 4-6　圆刀切开皮肤及皮下组织，用双极电凝充分止血
P. 耳郭；
In. 切口

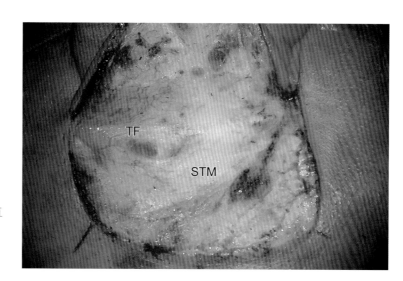

图 4-7　向前翻起皮瓣，直至外耳道后壁
TF. 颞肌筋膜；
STM. 表面软组织

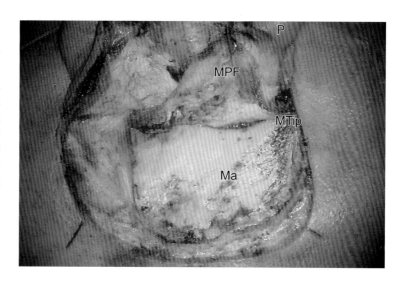

图 4-8　制作蒂在前方的耳后肌骨膜瓣
在皮肤切口内侧的乳突表面用电刀切开肌骨膜，肌骨膜切口比皮肤切口略小，位于颞线上方 0.5 cm，并暴露乳突尖；向前分离肌骨膜瓣，充分显露乳突表面骨皮质
MPF. 肌骨膜瓣；
P. 耳郭；
MTip. 乳突尖；
Ma. 乳突

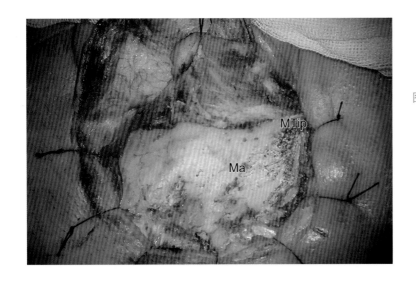

图 4-9　切口边缘缝扎

用丝线将皮瓣和肌骨膜瓣向前牵拉固定，充分暴露手术视野；丝线间断缝合皮肤及皮下组织以固定切口边缘，这样可以不用牵开器，以免妨碍手术操作

MTip, 乳突尖；

Ma, 乳突

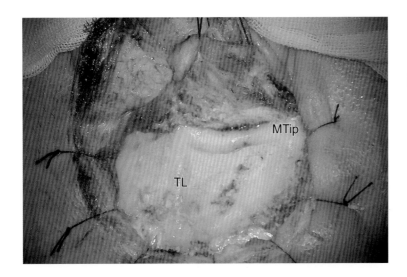

图 4-10　乳突骨皮质的磨除范围

用切割钻于颞线水平磨出第一条线，沿外耳道口切线磨出第二条线，然后连接两条线，在乳突表面形成一个三角形区域，确定乳突骨皮质的磨除范围

TL, 颞线；

MTip, 乳突尖

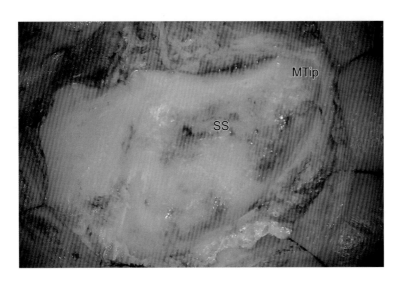

图 4-11　用切割钻磨除乳突骨皮质

SS, 乙状窦；

MTip, 乳突尖

图 4-12 乳突轮廓化

使用金刚钻逐步进行乳突轮廓化；逐步磨薄外耳道后壁，暴露颅中窝硬脑膜及乙状窦；磨去乙状窦后方1～2 cm骨质，以便更好地轮廓化乙状窦

SS，乙状窦；

MAC，乳突气房

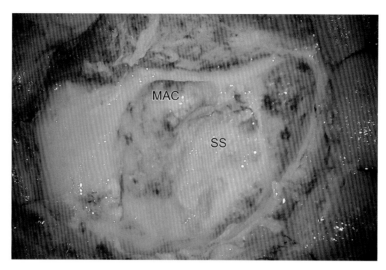

图 4-13 去除颅中窝底和乙状窦表面的骨片

用金刚钻将颅中窝底和乙状窦表面骨质尽量磨薄，呈蛋壳状；用剥离子分离、去除颅中窝硬脑膜和乙状窦表面的骨片

MFD，颅中窝硬脑膜；

SS，乙状窦

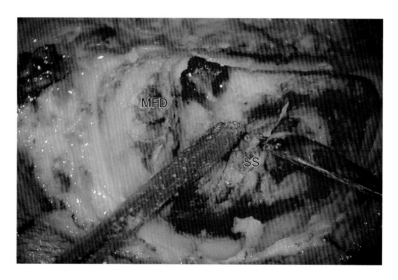

【步骤7】 将颅中窝底和乙状窦的骨质磨薄至蛋壳状，然后用剥离子剥除表面骨片（图 4-13、图 4-14）。扩大颅中窝硬脑膜、乙状窦和乙状窦前颅后窝硬脑膜的暴露范围时，先用剥离子将硬脑膜和乙状窦与骨面分离，然后再磨薄、去除其表面的骨片。再去除窦脑膜角表面骨片（图 4-15）。可用滴水双极电凝灼烧乙状窦和硬脑膜使其回缩塌陷，使术野更为宽敞（图 4-16）。

【步骤8】 寻找内淋巴囊和内淋巴管。逐步去除乙状窦前方硬脑膜表面的骨质，向后半规管方向推进。沿外半规管和后半规管各做一条延长线，内淋巴囊位于后半规管延长线后下方、外半规管延长线之前，为增厚的双层结构，较周围的硬脑膜发白、发亮。向前逐渐变窄，形成内淋巴管，用剥离子轻压内淋巴囊，可见内淋巴管向前、向上斜行入迷路骨质中（图 4-17、图 4-18）。

【步骤9】 去除面神经后、颈静脉球上方的气房，使内淋巴囊得到充分减压（图 4-19）。

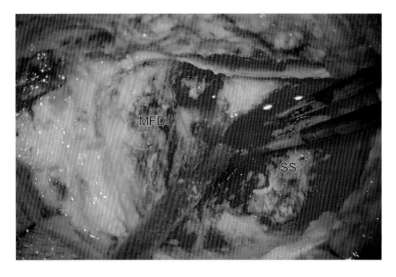

图 4-14　剥离时有活动性出血，可用双极电凝止血

MFD，颅中窝硬脑膜；
SS，乙状窦

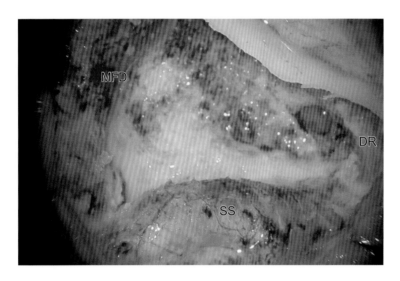

图 4-15　暴露颅中窝硬脑膜、乙状窦和乙状窦前的颅后窝硬脑膜

切记用剥离子分离乙状窦和颅中窝硬脑膜表面的骨质后再磨薄，减少钻头对它们的损伤

MFD，颅中窝硬脑膜；
SS，乙状窦；
DR，二腹肌嵴

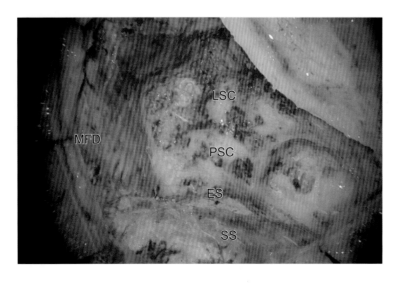

图 4-16　显露内淋巴囊

乙状窦和硬脑膜表面的骨质已经去除，充分显露乙状窦和硬脑膜；双极电凝灼烧乙状窦表面使之萎陷，以便进一步处理乙状窦前方的骨质，显露内淋巴囊

MFD，颅中窝硬脑膜；
LSC，外半规管；
PSC，后半规管；
SS，乙状窦；
ES，内淋巴囊

图 4-17 进一步显露内淋巴
囊和内淋巴管
沿乙状窦前方硬脑膜逐
步磨除骨质，压迫硬脑
膜，可见内淋巴囊位于
后半规管的后内侧；充
分磨除内淋巴囊周围骨
质；轮廓化颈静脉球表
面骨质，以达到充分减
压内淋巴囊的目的
ES，内淋巴囊；
JB，颈静脉球；
MFD，颅中窝硬脑膜；
SS，乙状窦；
FN，面神经；
PSC，后半规管

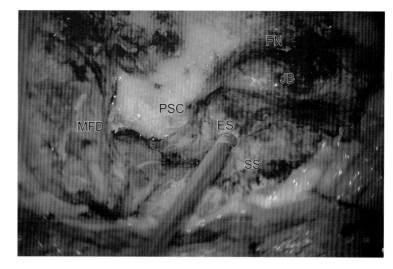

图 4-18 显示砧骨、二腹肌
嵴、后半规管、内
淋巴囊、内淋巴管
I，砧骨；
FN，面神经；
DR，二腹肌嵴；
PSC，后半规管；
ED，内淋巴管；
ES，内淋巴囊；
SS，乙状窦

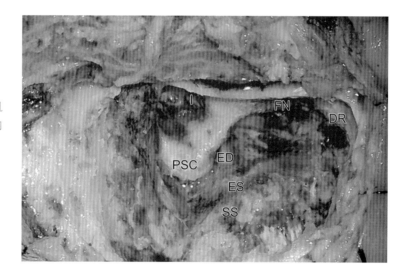

图 4-19 充分减压内淋巴囊
定位面神经垂直段后，
磨除面神经后、颈静
脉球上方的气房，充
分减压内淋巴囊
I，砧骨；
LSC，外半规管；
FN，面神经；
PSC，后半规管；
ED，内淋巴管；
ES，内淋巴囊

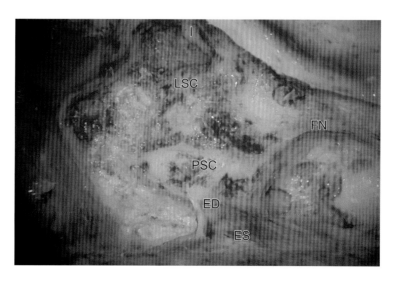

※内淋巴囊减压术相关视频

 视频 4-1　　　 视频 4-2　　　 视频 4-3

 视频 4-4　　　 视频 4-5

（二）内淋巴囊乳突腔引流术

内淋巴囊乳突腔引流术方法有以下三种，目的均为将内淋巴引流至乳突腔内。

（1）以镰状刀由后向前小心地切开内淋巴囊外侧壁，切口可延长至后半规管下方，切口内不放任何引流装置。

（2）在内淋巴囊外壁做"U"形切口，蒂部留于岩骨侧，向前翻开内淋巴囊外侧壁，将其游离缘塞入岩骨与硬脑膜之间。

（3）切开内淋巴囊外侧壁后于内淋巴囊腔内放入"T"形硅胶引流管或引流片，一端引出乳突腔，以期引流管周围形成较长久的引流通道。

（三）内淋巴管夹闭术

充分暴露内淋巴囊，手术步骤与内淋巴囊减压术一致。内淋巴管向前上方斜行穿入后半规管附近骨质，即进入前庭导水管。必须将内淋巴管前方和后方的骨质磨除，才能使之充分暴露（图 4-20）、便于夹闭。使用两个金属钛夹充分夹闭内淋巴管（图 4-21、图 4-22）。

内淋巴管向上略向前斜行进入迷路骨质，所以必须将导管前后方的骨质磨去才能充分显露。钻磨时必须用合适大小的金刚钻。应避免对内淋巴管本身的损伤，先用剥离子将其与骨壁分离再钻磨；避免对颅后窝硬脑膜的损伤，高龄、女性患者尤其注意，其硬脑膜脆

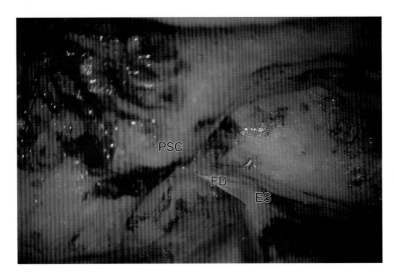

图 4-20　进一步磨除骨质，完全暴露内淋巴管（右耳）

ES，内淋巴囊；

ED，内淋巴管；

PSC，后半规管

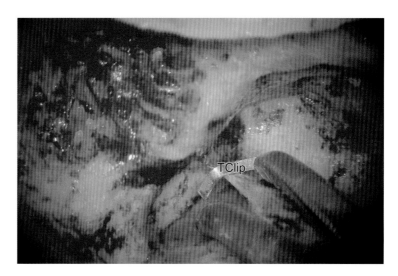

图 4-21　用钛夹夹闭内淋巴管
　　　　 TClip，钛夹

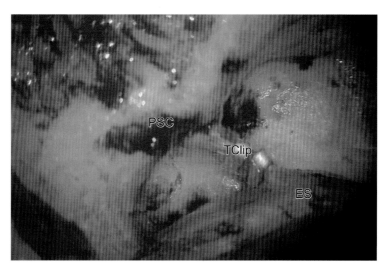

图 4-22　为保证夹闭效果，用
　　　　 两枚钛夹充分夹闭
　　　　 PSC，后半规管；
　　　　 ES，内淋巴囊；
　　　　 TClip，钛夹

弱易破裂；避免开放骨性后半规管，可将后半规管充分轮廓化，并利用周围的解剖结构定位。在显露内淋巴管过程中，术者的手术经验非常重要。

※ 内淋巴管夹闭术相关视频

视频 4-6

视频 4-7

四、手术要点

1. 内淋巴囊定位困难　　多数梅尼埃病患者乳突气化良好，但也有部分患者因乳突气化不良，术中定位内淋巴囊困难。可先定位后半规管，用一个较钝的剥离子向下压脑膜，定位内淋巴管，与内淋巴管相连的白色、较韧的脑膜区域即为内淋巴囊。

2. 后半规管损伤　　是内淋巴囊手术较易出现的并发症。乙状窦与后半规管之间距离短多见于乳突气化不良者，内淋巴囊常处于偏下靠近颈静脉球处。向后半规管方向推进磨除颅后窝硬脑膜表面骨质时，应密切注意有无后半规管"蓝线"出现，一旦后半规管骨管开放，应立即取颞肌筋膜嵌顿阻塞。禁止用吸引器对准开放处吸引，否则有可能造成感音神经性聋。

3. 面神经损伤　　在磨除面后气房时可能会损伤面神经垂直段。利用二腹肌嵴定位面神经、接近面神经时用金刚钻、面神经监护仪可防止面神经损伤。一旦损伤，应根据损伤轻重进行相应处理。

4. 硬脑膜损伤　　多见于磨薄或去除颅中窝、颅后窝骨板时，亦见于分离后半规管迷路骨质内侧的硬脑膜时。60 ~ 70 岁患者及女性患者的硬脑膜质脆，而且骨面不平时局部较薄易破。先用剥离子将硬脑膜与骨面分离，然后再磨薄、去除。

5. 乙状窦损伤　　经典的内淋巴囊手术应去除乙状窦表面的所有骨质，在接近乙状窦时应使用大号的金刚钻。先将乙状窦表面骨质磨薄至蛋壳状，然后用剥离子剥除。完全暴露后用滴水双极电凝烧灼乙状窦表面，使乙状窦萎陷，增大视野，且方便处理其前方颅后窝表面的骨质，直至后半规管平面。

6. 内淋巴囊壁损伤　　磨除内淋巴囊表面的骨质时，如使用切割钻头会造成内淋巴囊壁的损伤，造成组织辨认不清。

7. 颈静脉球损伤　　为使内淋巴囊充分减压，要磨去颈静脉球上方的气房，遇高位颈静脉球时应谨慎操作。颈静脉球上方的骨质呈疏松的蜂窝状，越邻近颈静脉球越易渗血。在接近颈静脉球时应使用大号的金刚钻。一旦损伤应用止血纱布和骨蜡混合成饼状，局部填塞止血。

8. 慎用单极电凝　　在硬脑膜和乙状窦表面切勿使用单极电凝止血，否则会使硬脑膜破裂，产生脑脊液漏，以及出现乙状窦破裂、出血。

第四节　术后处理与术后并发症

一、术后处理

（1）术后 6 h 内按全麻术后 I 级常规护理，每 0.5 ~ 1.0 h 观察意识、瞳孔、脉搏、呼吸、血压及体温 1 次。

（2）术后常规静脉滴注广谱抗生素。

（3）尽早进行前庭康复训练。循序渐进，逐渐增加活动量，动作宜缓慢。

（4）术后 7 d 拆除皮肤缝线。

（5）术后嘱患者加强饮食和生活调节，按时随访，定期复查。

二、内淋巴囊手术后并发症的处理

1. 听力下降　　少数病例术后听力暂时下降，可能由于乳突或中耳腔有积血，传音障碍，术后 1 ～ 2 个月积血吸收或排出，听力可恢复。大约有 2% 的患者可能出现永久性听力损失，可能为手术时暴露和损伤后半规管，或者为术后二次感染与病毒感染的迷路炎所致。亦可能为疾病本身发展，手术未能控制而听力进一步下降，导致感音神经性聋。

2. 脑脊液漏　　术后敷料潮湿，提示出现脑脊液耳漏。换药检查时发现伤口有少许脑脊液漏出，一般待伤口愈合后可自行停止。可以选择抬高床头、使用脱水剂及抗生素预防颅内感染。少部分患者需再次手术，打开伤口填塞瘘口方能治愈。

3. 脑膜炎　　硬脑膜损伤、脑脊液漏会引起脑膜炎，由于消毒不严或手术创伤引起。一旦出现颅内感染即视为急症，采用大量广谱、较易透过血脑屏障的抗生素静脉滴注，必要时采用鞘内药物注射等方法。

4. 面瘫　　当乳突气化不良时，乙状窦与后半规管间距离较窄，在磨除面后气房时，宜小心仔细，避免损伤面神经垂直段。

5. 眩晕不减轻或复发　　术后短时间内出现的眩晕并不能说明手术治疗无效。眩晕发作时可以按照梅尼埃病急性期处理的原则进行治疗。经过长期观察眩晕不缓解甚至加重者，建议重新审视梅尼埃病的诊断，符合手术指征者可以改用其他治疗方式。

第五节　小结与展望

内淋巴囊手术治疗梅尼埃病经历了一个相对曲折的发展历程。目前被广为接受的观点是对保守治疗 3 ～ 6 个月无效的顽固性梅尼埃病患者，可以实施内淋巴囊手术。在控制眩晕症状的同时，还具有保留甚至提高现有听力、延缓病情向对侧进展等其他获益。在术式选择上，建议术前听力分期在 II、III 期的患者首选内淋巴囊手术；听力分期在 IV 期及以上者可以尝试内淋巴囊手术，如效果不佳可考虑行第二次内淋巴囊手术，或鼓室内注射庆大霉素，或直接行前庭神经切断术补救。而对于内淋巴囊手术的研究应继续兼顾临床与基础。

一方面，对于病程较长且已经出现较重听力损失（听力分期为 IV 期）的梅尼埃病患者，内淋巴囊手术疗效的报道存在较大差异，是否还应首选内淋巴囊手术治疗？此外，新术式内淋巴管夹闭术有良好的发展前景，需要更多证据支持。另一方面，内淋巴囊手术的理论基础重新成为热点，许多学者正试图从物理刺激、内分泌调节和免疫调节等角度对其重新定义，但仍无成熟结论。

总之，内淋巴囊手术治疗梅尼埃病仍存在许多认识上的局限，但其安全性和有效性已被耳外科医生认可。选择内淋巴囊手术治疗梅尼埃病应严格掌握手术适应证，在过去的 20 年，美国接受前庭神经切除术或迷路切除术治疗梅尼埃病的病例数持续下降，接受内淋巴囊手术的病例数增长了近 2 倍，而接受鼓室内注射庆大霉素的病例数增长了近 10 倍。这说明在可靠疗效的前提下追求最小创伤是临床医生与患者的共同追求。

（杨　军　于浩然　刘宇鹏）

本章参考文献

陈颖，杨军，黄琦，等，2012. 梅尼埃病的手术疗效分析. 中华耳科学杂志，10(1): 52−55.

陈颖，杨军，吴皓，等，2011. 梅尼埃病的个体化治疗及疗效评估. 临床耳鼻咽喉头颈外科杂志，25(16): 721−725.

樊兆民，张道宫，2015. 内淋巴囊手术. 中国耳鼻咽喉头颈外科，22(5): 246−248.

刘宇鹏，杨军，周欣，2019. 甘油试验耳蜗电图对内淋巴囊减压术疗效预估作用的研究. 临床耳鼻咽喉头颈外科杂志，33(6): 485−487.

王正敏，2013. 梅尼埃病手术——内淋巴囊手术. 中国眼耳鼻喉科杂志，13(3): 203, 204.

吴文瑾，杨军，2019. 梅尼埃病治疗的国际共识解读. 临床耳鼻咽喉头颈外科杂志，33(6): 515−516.

于浩然，杨军，2016. 内淋巴囊手术治疗梅尼埃病的历史演变与新进展. 临床耳鼻咽喉头颈外科杂志，30(17): 1410−1414.

于浩然，杨军，周欣，2019. 梅尼埃病不同手术治疗方案的效果分析. 临床耳鼻咽喉头颈外科杂志，33(6): 501−503.

张道宫，樊兆民，史宏璐，等，2015. 内淋巴囊乳突引流术治疗梅尼埃病疗效分析. 中华耳鼻咽喉头颈外科杂志，50(9): 729−732.

Ballard D P, Sukato D C, Timashpolsky A, et al. , 2019. Quality-of-life outcomes following surgical treatment of Ménière's disease: a systematic review and Meta-analysis. Otolaryngol Head Neck Surg, 160(2): 232−238.

Devantier L, Schmidt J H, Djurhuus B D, et al. , 2019. Current state of evidence for endolymphatic sac surgery in Ménière's disease: a systematic review. Acta Otolaryngol, 139(11): 953−958.

Flores García M L, Llata S C, Cisneros Lesser J C, et al. , 2017. Endolymphatic sac surgery for Ménière's disease: current opinion and literature review. Int Arch Otorhinolaryngol, 21(2): 179−183.

Fukushima M, Kitahara T, Horii A, et al. , 2003. Effects of endolymphatic sac decompression surgery on Endolymphatic hydrops. Acta Otolaryngol, 133(12): 1292−1296.

Hu A, Parnes L S, 2010. 10-year review of Endolymphatic sac surgery for intractable Meniere disease. J Otolaryngol Head Neck Surg, 39(4): 415−421 .

Liu F, Huang W, Chen K, 2019. Clinical long-term effects of surgical treatment for intractable Ménière's disease: a more than 13-year follow-up after pressure treatment and further surgical treatment for intractable vertigo. Acta Otolaryngol, 139(12): 1053−1057.

Lopez-Escamez J A, Carey J, Chung W H, et al. , 2015. Diagnostic criteria for Ménière's disease. J Vestib Res, 25(1): 1−7.

Nevoux J, Barbara M, Dornhoffer J, et al. , 2018. International consensus (ICON) on treatment of Ménière's disease. Eur Ann Otorhinolaryngol Head Neck Dis, 135(1S): S29−S32.

Sajjadi H, Paparella M M, 2008. Ménière's disease. The Lancet, 372(9636): 406−414.

Saliba I, Gabra N, Alzahrani M, et al. , 2015. Endolymphatic duct blockage: a randomized controlled trial of a novel surgical technique for Ménière's disease treatment. Otolaryngol Head Neck Surg, 152(1): 122−129.

第五章

半规管阻塞术

第一节 概　　述

一、半规管阻塞术的历史演变

半规管阻塞术最早于 1990 年由 Parnes 和 McClure 应用于顽固性良性阵发性位置性眩晕的治疗，取得良好的效果并得以广泛应用。后来，随着耳石复位方法的不断改进，目前已极少针对良性阵发性位置性眩晕开展此术式，而转为探索用于治疗其他耳源性眩晕疾病。2008 年，Gentine 等报道应用外半规管阻塞术治疗 11 例顽固性梅尼埃病患者，两年有效率为 82%。同年，国内殷善开等报道应用三个半规管阻塞术治疗 3 例内淋巴囊手术后眩晕复发的梅尼埃病患者，病情均得到了控制。自 2012 年起，樊兆民等对半规管阻塞术治疗梅尼埃病进行了系列临床研究，证实了半规管阻塞术在控制梅尼埃病眩晕方面的有效性。目前，半规管阻塞术主要用于顽固性梅尼埃病的治疗。

二、理论基础

半规管是前庭外周感受器，主要通过内淋巴的流动刺激壶腹嵴而感知不同方向的旋转性运动。半规管阻塞术通过阻断半规管内内淋巴的流动使半规管壶腹嵴的功能静息，有效阻断其传向中枢的神经冲动，从而达到控制眩晕发作的目的。

三、疗效及其影响因素

半规管阻塞术控制眩晕发作疗效确切，其影响因素有填塞的紧实度、填塞物的吸收或脱落等。

第二节 适 应 证

1. 顽固性梅尼埃病　　系统保守治疗半年以上、患耳中重度以上感音神经性聋的顽固性梅尼埃病患者可行三个半规管阻塞术。

2. 顽固性良性阵发性位置性眩晕　　良性阵发性位置性眩晕经反复复位治疗半年以上仍不能缓解或发作频繁、严重影响正常生活和工作的患者，可考虑行选择性半规管阻塞术或三个半规管阻塞术。

第三节　手术方法、步骤与要点

一、手术方法与步骤

（一）三个半规管阻塞术

【步骤1】　　耳后切口呈"C"形，距耳郭后沟2 cm。切开皮肤、皮下组织和肌骨膜瓣，暴露乳突（图5-1～图5-5）。

【步骤2】　　乳突轮廓化，显露外耳道后壁、砧骨、外半规管、乙状窦、颅中窝底骨板等解剖标志（图5-6～图5-9）。注意利用解剖结构辨识面神经走行，切勿损伤。

【步骤3】　　后、上半规管轮廓化。乳突气化良好时，用金刚钻磨去表面的气房即可暴露后、上半规管。注意上半规管较深，与外、后半规管不在一个平面。在半规管的中份逐步磨去部分骨性半规管（图5-10、图5-11）。

【步骤4】　　半规管开窗。"蓝线"显露后，用1.0～1.5 mm金刚钻继续在"蓝线"处轻轻钻磨，使此处的骨性半规管呈半透明的蛋壳状，然后用细的钩针将蛋壳状骨片挑开，形成一直径1.0～2.0 mm的骨窗（图5-12），尽可能保持骨内膜的完整性。

【步骤5】　　半规管阻塞。为避免过多外淋巴流出对内耳的扰动，通常将三个半规管逐一开窗、阻塞，但并无一定顺序。将压薄晾干的筋膜裁剪成3 mm×10 mm的窄条，半规管开窗后，以筋膜窄条阻塞骨性半规管，压闭膜性半规管（图5-13～图5-20）。

【步骤6】　　用颞肌筋膜片分别贴附在三个半规管阻塞处，浇注化学胶，以进一步封闭阻塞口（图5-21～图5-23）。

【步骤7】　　逐层缝合切口。

（二）单个半规管阻塞术和两个半规管阻塞术

手术方法同三个半规管阻塞术，根据手术目的选择相应的半规管进行阻塞。

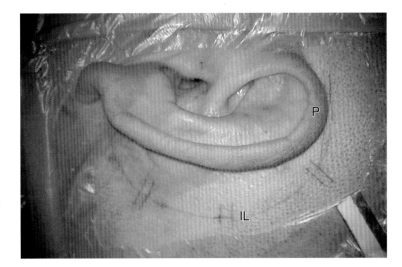

图 5-1 画线显示耳后切口
规划
P, 耳郭；
IL, 切口标志线

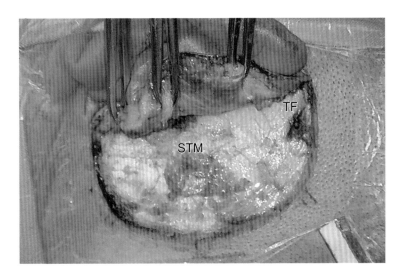

图 5-2 切开皮肤及皮下组
织，向前牵拉
TF, 颞肌筋膜；
STM, 表面软组织

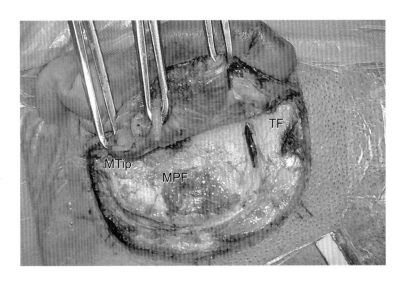

图 5-3 电刀切开肌骨膜
上方与颞线一致，后
方距皮肤切口 1 cm，
下端至乳突尖
TF, 颞肌筋膜；
MPF, 肌骨膜瓣；
MTip, 乳突尖

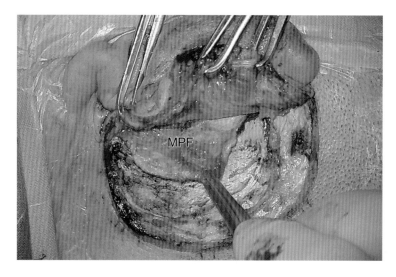

图 5-4　制作蒂在前方的肌骨膜瓣

MPF，肌骨膜瓣

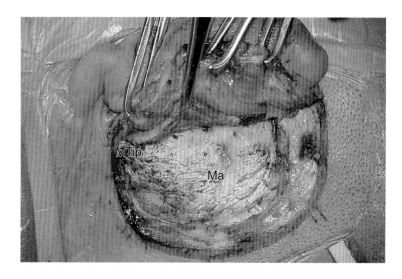

图 5-5　向前牵拉肌骨膜瓣，显露乳突骨皮质

Ma，乳突；

MTip，乳突尖

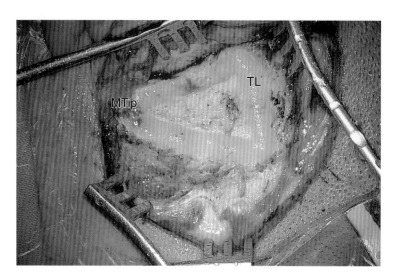

图 5-6　乳突轮廓化的范围

上方为颞线，前方为外耳道后壁切线

MTip，乳突尖；

TL，颞线

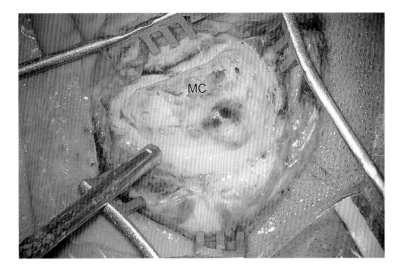

图 5-7　切除部分乳突，显露
乳突气房
MC，乳突腔

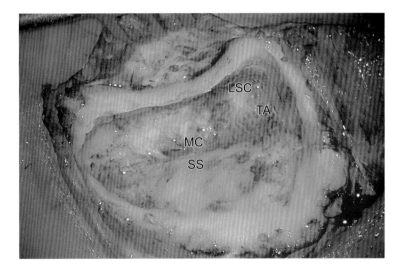

图 5-8　乳突轮廓化
可见鼓窦、外半规管，
以及乙状窦；进入乳
突腔后在鼓窦入口填
塞小块明胶海绵，防
止骨粉进入鼓室；取
颞肌筋膜压薄、晾干
备用
TA，鼓窦；
MC，乳突腔；
LSC，外半规管；
SS，乙状窦

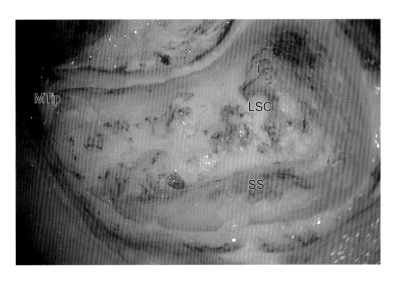

图 5-9　进一步乳突轮廓化
显露砧骨、外半规管、
乙状窦；为更好地显
露后半规管、上半规
管，尽量磨低乙状窦
表面和颅中窝底的骨
质，必要时去除这些
骨质，使乙状窦、颅
中窝底"软化"
I，砧骨；
LSC，外半规管；
SS，乙状窦；
MTip，乳突尖

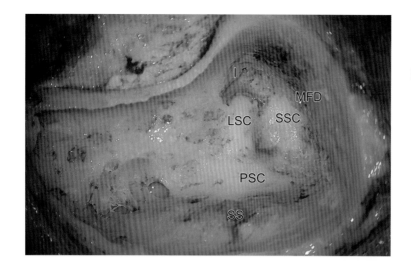

图 5-10 后、上半规管轮廓化
显示外半规管、后半规管、上半规管的相对位置；注意乙状窦表面及其前方、颅中窝底的骨质部分已去除
LSC，外半规管；
PSC，后半规管；
SSC，上半规管；
I，砧骨；
SS，乙状窦；
MFD，颅中窝硬脑膜

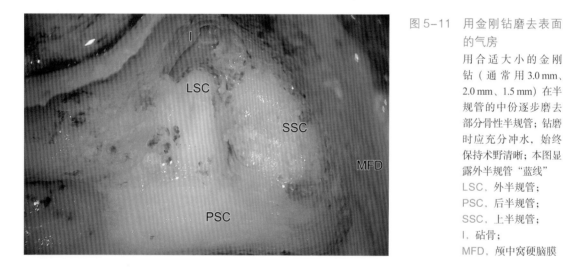

图 5-11 用金刚钻磨去表面的气房
用合适大小的金刚钻（通常用 3.0 mm、2.0 mm、1.5 mm）在半规管的中份逐步磨去部分骨性半规管；钻磨时应充分冲水，始终保持术野清晰；本图显露外半规管"蓝线"
LSC，外半规管；
PSC，后半规管；
SSC，上半规管；
I，砧骨；
MFD，颅中窝硬脑膜

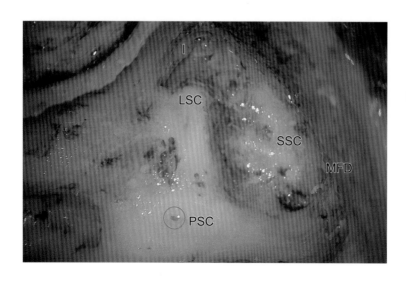

图 5-12 半规管开窗
图中显示外半规管"蓝线"，骨性后半规管已开窗，可见外淋巴流出；蓝色圆圈处为半规管开窗处（下同）
I，砧骨；
LSC，外半规管；
PSC，后半规管；
SSC，上半规管；
MFD，颅中窝硬脑膜

图 5-13　用细的尖针将窄条
状颞肌筋膜塞进后
半规管
　　为便于操作，阻塞前
可将颞肌筋膜的这一
端裁剪成尖角
　　I，砧骨；
　　TF，颞肌筋膜（已经制
备的干燥的颞肌筋膜）；
　　PSC，后半规管；
　　SSC，上半规管

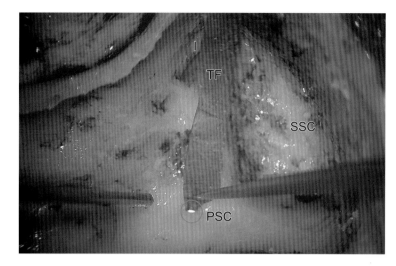

图 5-14　阻塞后半规管
　　流出的外淋巴会浸湿
颞肌筋膜，使之变软，
不易操作；随着骨性
半规管逐渐被阻塞，
颞肌筋膜会保持干燥，
易于阻塞
　　TF，颞肌筋膜（已经制
备的干燥的颞肌筋膜）；
　　PSC，后半规管；
　　I，砧骨

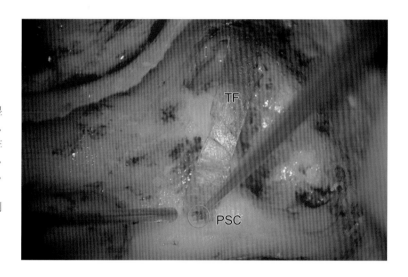

图 5-15　将多余的筋膜组织
剪除
　　除了向下正中阻塞，还
应注意阻塞半规管开
窗处的两端，阻塞紧
实，就不会有淋巴液
流出；完成阻塞后，将
多余的颞肌筋膜剪除
　　TF，颞肌筋膜（已经制
备的干燥的颞肌筋膜）；
　　PSC，后半规管；
　　LSC，外半规管；
　　I，砧骨

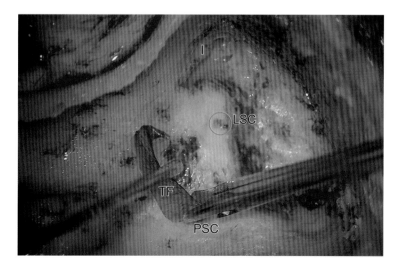

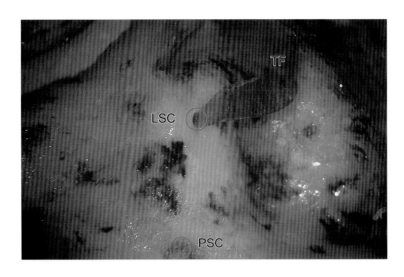

图 5-16　准备阻塞外半规管
　　　　TF，颞肌筋膜（已经制
　　　　备的干燥的颞肌筋膜）；
　　　　LSC，外半规管；
　　　　PSC，后半规管

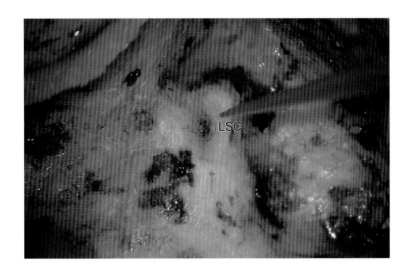

图 5-17　完成外半规管阻塞
　　　　蓝色圆圈处为半规管
　　　　开窗处（外半规管阻
　　　　塞后的状态）
　　　　LSC，外半规管

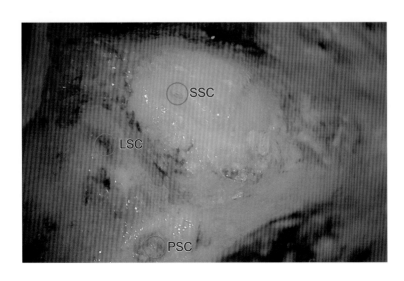

图 5-18　上半规管开窗
　　　　外半规管和后半规管
　　　　已被阻塞
　　　　LSC，外半规管；
　　　　PSC，后半规管；
　　　　SSC，上半规管

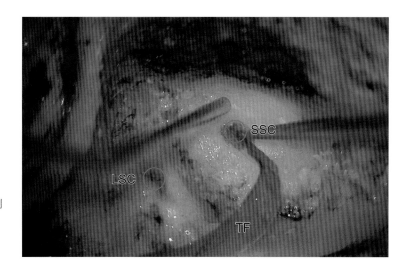

图 5-19　阻塞上半规管
　　　　　 TF，颞肌筋膜（已经制
　　　　　 备的干燥的颞肌筋膜）；
　　　　　 LSC，外半规管；
　　　　　 SSC，上半规管

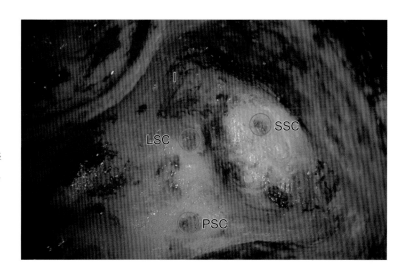

图 5-20　三个半规管阻塞完毕
　　　　　 阻塞处均无淋巴流出，
　　　　　 术野干燥
　　　　　 LSC，外半规管；
　　　　　 PSC，后半规管；
　　　　　 SSC，上半规管；
　　　　　 I，砧骨

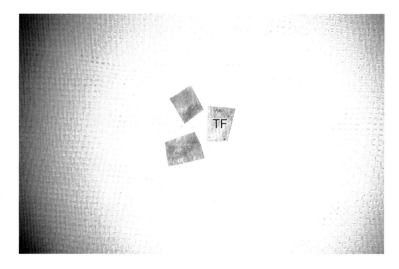

图 5-21　将干燥的颞肌筋膜
　　　　　 裁剪成小块
　　　　　 TF，颞肌筋膜（已经制
　　　　　 备的干燥的颞肌筋膜）

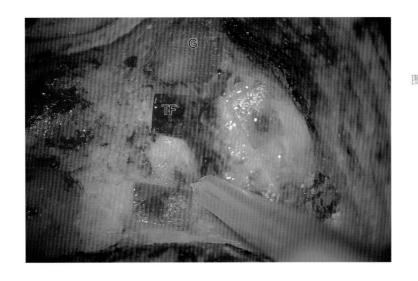

图 5-22 局部浇注化学胶固定

用小块筋膜片分别贴附在三个半规管阻塞处，然后用化学胶浇注，进一步封闭阻塞口；浇注前，用明胶海绵堵塞鼓窦入口，防止胶水进入鼓室，造成听骨链活动受限

TF，颞肌筋膜（已经制备的干燥的颞肌筋膜）；

G，明胶海绵

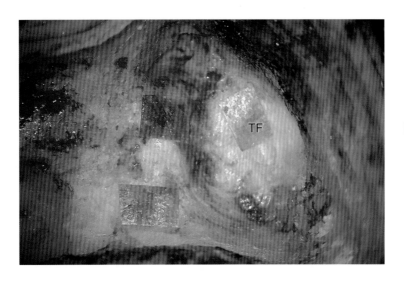

图 5-23 三个半规管阻塞后的状态

显示三个半规管阻塞完成后，颞肌筋膜封闭阻塞口的状态；鼓窦入口的明胶海绵已去除

TF，颞肌筋膜（已经制备的干燥的颞肌筋膜）

※ 三个半规管阻塞术相关视频

 视频 5-1

 视频 5-2

 视频 5-3

 视频 5-4

 视频 5-5

（三）三种不同术式的比较

对于治疗梅尼埃病而言，三个半规管阻塞术对眩晕控制的总有效率显著高于两个半规管阻塞术和单个半规管阻塞术，分别为98.0%、85.7%、60.0%。随阻塞半规管数量的增加，患者的听力保留率有下降的趋势，但组间无显著性差异。对手术操作而言，三个半规管阻塞术有时受患者颞骨解剖结构的影响，如乙状窦前置、颅中窝硬脑膜低垂等，后、上半规管有时难以显露，可酌情选择其他术式。

二、手术要点

1. 充分显露半规管　　是正确选择开窗位置的前提，也是避免损伤重要结构的有效措施。外半规管隆凸是判断外半规管位置的显著标志，在外半规管位置的基础上，分别向上和向后可找到上半规管和后半规管。上半规管位置较深，与外、后半规管不在一个平面。乙状窦过度前置时有时可遮蔽后半规管，此时可先使乙状窦轮廓化，于乙状窦表面做一骨岛，或将乙状窦表面骨质去除，然后将乙状窦下压，即可暴露后半规管。

2. 开窗位置及大小合适　　开窗时应尽量选择在远离壶腹嵴的中份，以免填塞物刺激或破坏壶腹嵴，甚至越过壶腹嵴进入椭圆囊。开窗大小以直径 1 ～ 2 mm 为宜，过小不易阻塞，过大则填塞物固定不紧实，容易脱落。

3. 阻塞紧实、完全　　阻塞时应注意将骨性半规管填塞紧实，以确保将膜性半规管完全压闭，阻断内淋巴流动。避免出现仅将骨性半规管开口处封闭，而其下方的膜性半规管未完全压闭的情况，导致眩晕复发。除了术者的经验外，观察阻塞处有无淋巴液渗出也是判断阻塞是否牢靠的标准之一，尽管有渗出仅说明骨性半规管未填塞紧实。

4. 避免损伤面神经　　面神经损伤所致周围性面瘫是耳科手术较为严重的并发症之一。半规管阻塞术损伤面神经的概率极低，但手术前应仔细阅片，了解面神经与周围结构的位置关系。手术过程中，在乳突轮廓化和半规管开窗时应仔细分辨面神经的位置和走行。若患者颞骨气化良好，骨性半规管易于显露，可不必强求面神经轮廓化。砧骨短脚、外半规管和二腹肌嵴是术中判断面神经走行的重要解剖标志，注意识别。

5. 避免脑脊液漏　　在上半规管轮廓化的过程中，应尽量将颅中窝底骨板的骨质磨薄，甚至去除，以充分扩大视野。但术前应仔细阅片，判断硬脑膜的大体位置，尤其对于硬脑膜低垂的情况应谨慎操作，避免损伤硬脑膜，造成脑脊液漏。对于硬脑膜严重低垂，上半规管显露非常困难的情况，可将开窗口向后下移位，即向总脚方向移位。

第四节　围手术期处理与术后并发症

一、围手术期处理

手术前应全面评估患者的心肺功能及下肢血管情况，控制心脏病、糖尿病、高血压等基础疾病，以降低全麻手术的风险。向患者详细介绍术后可能出现的头晕、不稳感、耳鸣、痰中带血及伴随的恶心、呕吐等情况，使患者对术后情况有充足的心理准备。

手术后多数患者会出现不同程度的头晕、耳鸣等不适，部分患者头晕明显，体位变换时加重，影响术后活动。此时，应及时给予止晕、止吐及营养支持等处理，同时鼓励患者尽早下床活动。一方面有利于头晕、不稳等症状的改善，另一方面也有利于有效避免长期卧床引起的下肢静脉血栓及褥疮等并发症。

二、术后并发症

1. 感音神经性听力下降　　术后部分患者出现不同程度的听力下降，可随时间的延长而逐渐恢复，术后 2 年听力下降率为 20% ~ 30%。其具体机制尚不清楚，可能与阻塞过程中膜迷路压力的变化或膜迷路破裂、内外淋巴混合有关。

2. 平衡功能障碍　　术后平衡功能障碍多见于术前患侧残存前庭功能较好或对侧前庭功能损伤严重者。随着患者活动的增加，平衡功能的代偿逐步建立，症状将逐渐改善。针对性的平衡康复训练有助于加速平衡的恢复。

3. 切口感染　　切口感染的预防要求严格无菌操作，积极控制糖尿病等基础疾病。出现感染后应积极抗感染治疗，如局部理疗、全身抗感染药物等，必要时应给予手术清创或切开引流等外科治疗。

4. 周围性面瘫　　术前仔细阅片，了解面神经及周围结构的解剖关系，术中注意保护面神经。若出现面神经损伤，视情况可行药物保守治疗或手术治疗。

5. 脑脊液漏　　术中损伤硬脑膜，出现脑脊液漏，应立即进行修补。术后出现脑脊液耳鼻漏，继发感染可致脑膜炎、脑炎等严重后果。症状较轻者可予以降低颅内压、抬高头位、加压包扎等保守治疗，症状较重或迁延不愈者应手术探查，修补漏口。

6. 外淋巴漏　　手术时阻塞不紧实或者手术后填塞物吸收均可导致开窗处封闭不严、外淋巴漏可能，可表现为与压力相关的阵发性头晕及声敏感、听力下降等，可行颞骨HRCT 半规管重建及内耳 MRI 等检查明确诊断，必要时应手术探查，封闭漏口。

第五节　小结与展望

半规管阻塞术作为一种较新的眩晕外科手术方式，其疗效优于传统的内淋巴囊手术。在阻断了半规管功能的同时，保持了壶腹嵴的完整性和保留了耳石器的功能，在控制眩晕的同时最大限度地保存了患者的前庭功能，减少了对患者平衡的影响。另外，也为将来进行前庭植入等进一步治疗保留了余地，是现代眩晕外科手术的代表。本术式的主要不足在于对患者的听力有一定程度的影响，有待于进一步改进手术方法，在保证眩晕控制率的基础上提高听力保留率。

对于伴有双侧重度、极重度感音神经性聋，仍然有发作、严重影响生活质量的迟发性膜迷路积水患者和梅尼埃病患者，不仅要控制眩晕，还应考虑听力问题。由于半规管阻塞术不破坏耳蜗，可保留球囊和椭圆囊功能，手术创伤小，疗效确切，一期行同侧人工耳蜗植入较内淋巴囊减压术、前庭神经切断术或迷路切除术 + 人工耳蜗植入具有明显优势。

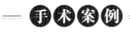

三个半规管阻塞 + 一期同侧人工耳蜗植入

【病历摘要】　　患者，女，69 岁。自幼右耳患中耳炎后听力丧失，6 年前无明显诱因出现反复发作性眩晕，视物旋转，恶心、呕吐，伴左耳波动性听力下降和耳鸣，之后左耳佩戴助听器。最近一次发作于术前 2 个月，持续数小时，左耳听力丧失。予激素、甲磺酸倍他司汀等治疗后眩晕缓解，但听力未恢复。2 个月中体位性眩晕渐突出，虽反复手法复位，但恢复缓慢，严重影响日常生活。

【查体】　　双侧外耳道畅，双侧鼓膜完整、内陷。神经系统检查无阳性发现。

【辅助检查】　　纯音听阈测试：双耳极重度感音神经性聋。言语识别率：0%。气导听性脑干反应：双侧＞ 95 dB nHL，骨导听性脑干反应：双侧＞ 45 dB nHL。Dix-Hallpike、Roll test：阴性。术前影像学检查见图 5-24、图 5-25。

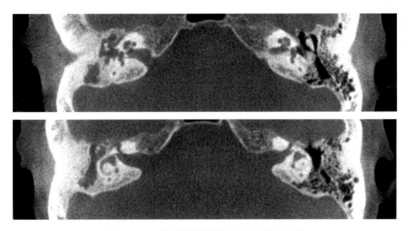

图 5-24　术前颞骨锥形束 CT（CBCT）

右侧中耳乳突炎

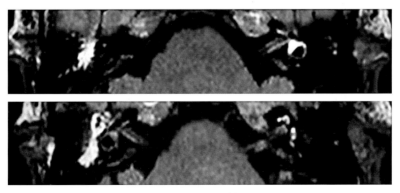

图 5-25　术前内耳造影（静脉注射钆造影剂）

内耳造影示右侧迷路显影较淡；右侧中耳炎

【治疗经过】　　　　常规放置面神经监护电极。左侧耳后做"S"形切口，逐层切开皮肤及皮下组织，取颞肌筋膜晾干备用。做蒂在前方的肌骨膜瓣，翻肌骨膜瓣至外耳道后壁。乳突轮廓化，定位三个半规管，并将其中段轮廓化。小心磨开至"蓝线"，在每个半规管中段骨质上磨出 1～2 mm 直径的小孔（图 5-26）。通过小孔塞入 3 mm×10 mm 压薄的颞肌筋膜条，向半规管的腔内及两端三个方向填塞，避免损伤膜性半规管，保留膜迷路完整（图 5-27）。完全阻塞半规管后即无淋巴外漏。骨窗外用生物胶黏合。

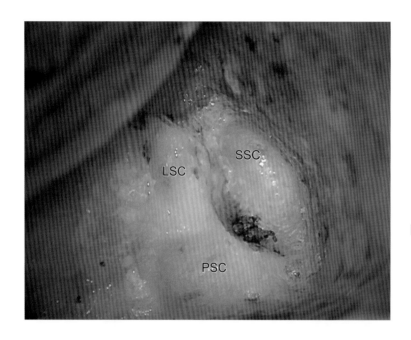

图 5-26　定位三个半规管后，用金刚钻小心磨出"蓝线"
LSC，外半规管；
SSC，上半规管；
PSC，后半规管

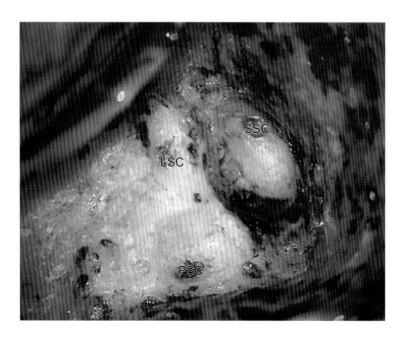

图 5-27　阻塞三个半规管
LSC，外半规管；
SSC，上半规管；
PSC，后半规管

开放并扩大面神经隐窝，显露圆窗龛（图 5-28）；在乳突术腔后上方颞部依据模具定位磨出骨槽，并磨出一隧道至乳突腔。用微型钻磨除部分圆窗龛骨质，显露圆窗，划开圆窗膜。术中电诱发听性脑干反应监测显示波形分化好。更换手套，取人工耳蜗植入体，接收器放置于骨槽内，电极经骨槽隧道、面神经隐窝至后鼓室，将电极自圆窗沿鼓阶植入（图 5-29）。用小块肌肉填塞电极周围，外用明胶海绵填塞，将耳后肌骨膜瓣复位后拉拢缝合，皮瓣复位后分层缝合，加压包扎。术后电极阻抗正常，并给予颞骨 CBCT 检查（图 5-30）。

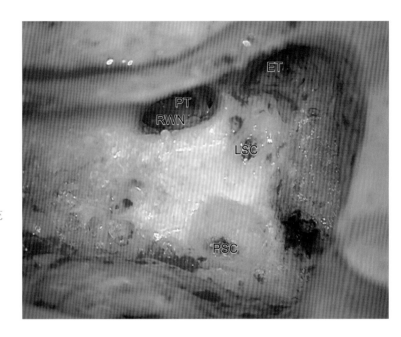

图 5-28　开放面神经隐窝，充
　　　　　分显露圆窗龛
　　　　　ET. 上鼓室；
　　　　　PT. 后鼓室；
　　　　　RWN. 圆窗龛；
　　　　　LSC. 外半规管；
　　　　　PSC. 后半规管

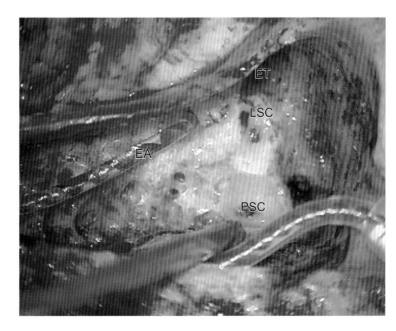

图 5-29　一期植入耳蜗电极，
　　　　　小块肌肉封闭圆窗
　　　　　ET. 上鼓室；
　　　　　EA. 电极；
　　　　　LSC. 外半规管；
　　　　　PSC. 后半规管

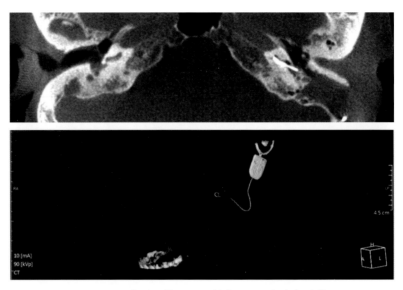

图 5-30 术后颞骨 CBCT 检查可见耳蜗电极在位

【分析】 本例患者双耳呈极重度感音神经性聋，治疗目的不仅需要控制眩晕，还应考虑听力重建。文献报道双侧感音神经性聋的迟发性膜迷路积水患者和梅尼埃病患者，人工耳蜗植入可恢复部分听力；为重度感音神经性聋的梅尼埃患者行患侧内淋巴囊减压术、前庭切断神经术或迷路切除术，一期或二期行同侧与对侧人工耳蜗植入，术后患者听力恢复良好。本例患者为左侧迟发性膜迷路积水伴双侧极重度感音神经性聋、良性阵发性位置性眩晕，严重影响生活质量，无实用听力，有右侧中耳炎病史，遂行左侧三个半规管阻塞术以控制眩晕，同期行左侧人工耳蜗植入以恢复听力。

(樊兆民 张道宫 何景春 杨 军)

▎本章参考文献 ▎

樊兆民，张道宫，韩月臣，等，2012. 半规管阻塞术治疗顽固性梅尼埃病的短期疗效分析. 中华耳鼻咽喉头颈外科杂志，47(8): 677-679.

王海波，2015. 积极推动现代眩晕外科的发展. 中华耳鼻咽喉头颈外科杂志，50(9): 710, 711.

于浩然，杨军，周欣，2019. 梅尼埃病不同手术治疗方案的效果分析. 临床耳鼻咽喉头颈外科杂志，33(6): 501-503.

张道宫，樊兆民，韩月臣，等，2015. 半规管阻塞术治疗顽固性梅尼埃病的远期疗效. 中华耳鼻咽喉头颈外科杂志，50(9): 733-737.

张道宫，樊兆民，韩月臣，等，2016. 不同方式半规管阻塞术治疗顽固性梅尼埃病疗效分析. 中华耳科学杂志，14(4): 446-450.

Carr S D, Rutka J A, 2018. Vestibular Outcomes in bilateral posterior semicircular canal occlusion for refractory benign positional vertigo. Otol Neurotol, 39(8): 1031−1036.

Gentine A, Martin E, Schultz P, et al. , 2008 . Lateral semicircular canal plugging: a simple and effective surgical treatment against incapacitating Ménière's disease. Rev Laryngol Otol Rhinol (Bord), 129(1): 11−16.

Hassannia F, Douglas-Jones P, Rutka J A, 2019. Gauging the effectiveness of canal occlusion surgery: how I do it. J Laryngol Otol, 10(31): 1−5.

Maas B D P J, Van Der Zaag-Loonen H J, Van Benthem P P G, 2020. Effectiveness of canal occlusion for intractable posterior canal benign paroxysmal positional vertigo: a systematic review. Otolaryngol Head Neck Surg, 162(1): 40−49.

Naples J G, Eisen M D, 2016. The history and evolution of surgery on the vestibular labyrinth. Otolaryngol Head Neck Surg, 155(5): 816−819.

Parnes L S, McClure J A, 1990. Posterior semicircular canal occlusion for intractable benign paroxysmal positional vertigo. Ann Otol Rhinol Laryngol, 99(5 Pt 1): 330−334.

Yin S, Chen Z, Yu D, et al. , 2008. Triple semicircular canal occlusion for the treatment of Ménière's disease. Acta Otolaryngol, 128(7): 739−743.

Zhang D, Fan Z, Han Y, et al. , 2016. Triple semicircular canal plugging: a novel modality for the treatment of intractable Meniere's disease. Acta Otolaryngol, 136(12): 1230−1235.

Zhang D, Lv Y, Han Y, et al. , 2019. Long-term outcomes of triple semicircular canal plugging for the treatment of intractable Ménière's disease: a single center experience of 361 cases. J Vestib Res, 29(6): 315−322.

Zhang D, Lv Y, Han Y, et al. , 2019. Revision surgery after triple semicircular canal plugging and morphologic changes of vestibular organ. Scientific Reports, 9(1): 19397.

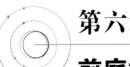

第六章

前庭神经切断术

第一节　概　　述

一、历史演变

前庭神经切断术是治疗顽固性前庭性眩晕的最有效外科治疗手段之一，其发展经历了百余年的演变。1904 年，Frazier 首次进行了经颅后窝切断前庭蜗神经来缓解梅尼埃病引起的前庭症状。1931 年，McKenzie 首创切断前庭蜗神经中的前庭部分来治疗梅尼埃病，由于其并发症严重未被广泛应用。1932 年，Dandy 经枕下径路施行了前庭神经切断术，控制梅尼埃病，并在其后完成了 624 例手术。尽管前庭神经切断术比前庭蜗神经切断术具有更高的选择性，但在当时面瘫和耳聋有较高的发生率。因此，自 1946 年 Dandy 去世后，前庭神经切断术在耳科中的应用显著减少，在很大程度上被迷路切除术所取代。

1961 年，House 开创了经颅中窝径路切除听神经瘤手术，随着经颅中窝径路手术的开展，前庭神经切断术得到了再次发展。之后 Glasscock 和 Fisch 改良了术式，他们切除前庭下神经并切除前庭神经节，这样既能有效控制眩晕症状，又能保护听力。1978 年，Silverstein 和 Norrell 开展了经迷路后径路切断前庭神经，在此之前，经迷路后径路原本是作为三叉神经手术的手术径路。该术式操作简单，不易损伤面神经，但术野较窄，对桥小脑角暴露欠佳。随后，欧美学者逐渐认识到经迷路后径路的局限性，他们主张经乙状窦后径路行前庭神经切断术。经乙状窦后径路与经枕下径路相似，1976 年由法国医生用于处理桥小脑角的前庭蜗神经。1986 年 Silverstein 介绍了经乙状窦后径路选择性前庭神经切断术。经乙状窦后径路进入桥小脑角，可进行面神经和前庭蜗神经各支的分离，可选择性切断前庭神经的分支。此后，乙状窦后 – 内听道径路、迷路后 – 乙状窦后联合径路和迷路下径路等手术技术在临床上相继开展。

随着内镜技术的发展，内镜也被引入颅底外科的范畴。内镜在颅底外科的使用仍受到桥小脑角区解剖空间的限制。此外，内镜也存在光源热损伤等问题。直到 20 世纪 90 年代，内镜辅助下桥小脑角区手术才开始开展。1998 年，Wackym 等为单侧难治性梅尼埃病患者实施了内镜辅助下前庭神经切断术，他们认为内镜辅助切断前庭神经有 4 个优点：①增加术野的可视性；②更完整地切断前庭神经；③减少对小脑的牵拉；④降低脑脊液漏的发生风险。在桥小脑角手术中，内镜主要是作为显微镜的辅助视觉手段，提供深度照明和更广的观察视角。

二、理论基础

患侧前庭系统功能障碍，产生异常感觉信息，经前庭神经传入前庭中枢。切断病变侧前庭神经，就可中断异常神经冲动传入前庭中枢，同时经前庭中枢代偿而控制眩晕。前庭神经切断术是对症治疗术式。从理论上讲，前庭神经切断术后既能够有效控制眩晕症状，又能保护患侧听力（不包括经迷路径路术式）。

三、疗效及其影响因素

1. 疗效　　既往文献报道前庭神经切断的各种式对眩晕均具有很高的控制率（85%～99%），单纯前庭神经切断术的眩晕控制率约为80%，经迷路径路切断前庭神经的眩晕控制率在93%左右。2012年，Schlegel等报道难治性梅尼埃病患者经乙状窦后径路选择性切断前庭神经，患侧听力保存率达到95.5%，在患者术后1周～2年的随访中眩晕的持久控制率可达90.9%。2011年，路文等通过乙状窦后径路为梅尼埃病患者实施前庭神经切断术，眩晕被有效控制，术后听力亦较术前无显著改变。2019年，于浩然等报道采用经乙状窦后径路、迷路后径路的前庭神经切断术，除了保留听力以外，对于难治性梅尼埃病控制眩晕症状具有良好的治疗效果，眩晕控制率均为100%。

2. 影响因素

（1）前庭神经是否被完全切断：如果术中前庭神经没有被完全切断，残留外周前庭功能，术后仍会出现反复发作的眩晕。

（2）前庭中枢是否完全代偿：术后前庭中枢不能完全代偿，仍可出现眩晕残余症状。

（3）对听力的影响：如果术中对蜗神经过度扰动、牵拉或损伤，可导致听力下降。此外，随着梅尼埃病的自然进展，患者可出现波动性、渐进性听力下降，前庭神经切断术只是中断了异常神经冲动传入前庭，不能改变梅尼埃病的自然进程。因此，梅尼埃病患者接受前庭神经切断术后，长期来看很难区分听力下降是由于手术本身导致还是梅尼埃病进展的自然结果。

（4）是否伴有中枢神经系统疾病：如前庭性偏头痛，术后仍有可能发作。

（5）对侧耳是否患梅尼埃病：术后仍有可能反复发作，注意辨别。

（6）患耳为非耳源性眩晕：手术无效，仍会发作。

（7）年龄：高龄患者术后出现平衡失调的比例较高，前庭代偿往往比较慢，而且经常不充分。术前应充分告知，或者慎重选择手术方式。

第二节　适应证和禁忌证

一、适应证

难治性、进行性前庭性眩晕，包括前期治疗（手术或非手术治疗）无效的Ⅳ期单侧梅尼埃病、难治性位置性眩晕、创伤性迷路损伤导致的眩晕、镫骨切除术后严重眩晕、复发性前庭神经炎或慢性失代偿性前庭神经炎等。

二、禁忌证

1. 手术禁忌证

（1）中枢性眩晕、精神性眩晕。

（2）有严重全身疾病不能耐受全麻手术者。

（3）对于双侧梅尼埃病患者，应避免双侧前庭神经切断术。

2. 相对手术禁忌证

（1）高龄患者（因其中枢代偿较慢）。

（2）单侧梅尼埃病，对侧耳无残余可用听力。

（3）合并慢性化脓性中耳炎（有颅内感染风险）。

第三节　手术方法、步骤与要点

一、手术方法与步骤

（一）经乙状窦后径路前庭神经切断术

【步骤1】　切口。做耳后"S"形切口，上起耳郭上端附着缘，向后延伸约4 cm转向下，下方达乳突尖。分离头皮、皮下组织和骨膜，将皮瓣翻向前方固定（图6-1～图6-4）。

【步骤2】　开骨窗。在顶切迹与乳突尖连线的后方，颞线的下方，磨开约4 cm×4 cm骨窗，显露硬脑膜（图6-5、图6-6）。

【步骤3】　切开硬脑膜。在乙状窦后方、横窦下方0.5～1.0 cm处，先用尖刀切开一小口释放脑脊液，然后用显微剪弧形剪开硬脑膜（图6-7、图6-8）。切勿损伤乙状窦、横窦，否则会引起大出血，亦应注意硬脑膜下方的小脑组织及其表面的小血管，切勿损伤。一旦有出血（包括硬脑膜切缘的出血）应及时止血。

【步骤4】　以脑棉片置于小脑组织表面保护小脑，用带侧孔的吸引器向下轻压（图6-9），以便脑脊液流出，小脑可进一步回缩。

【步骤5】　用脑膜缝线悬吊硬脑膜前切缘两针，向前牵拉、固定，以扩大视野。然后用脑棉片敷贴在小脑表面，逐次向前递进，释放脑脊液同时向后下轻压小脑，直至显露桥小脑角（图6-10、图6-11）。

【步骤6】　打开蛛网膜，进一步释放脑脊液。此时颅内压低，小脑下陷充分，可见桥小脑角的神经和血管（图6-12、图6-13）。

【步骤7】　确认前庭蜗神经。前庭蜗神经的前方为面神经、中间神经，经常可见小脑前下动脉发出的血管祥从前庭蜗神经与面神经之间穿过。用面神经监护仪探针辨别面神经（图6-14）。

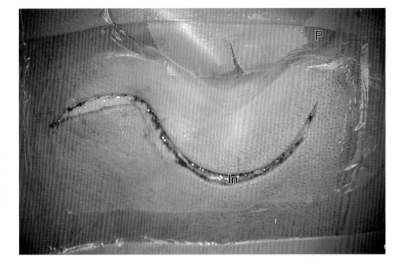

图 6-1　耳后 "S" 形切口
　　　　耳道口阻塞棉球，然
　　　　后将耳郭向前拉并用
　　　　胶布固定，防止消毒液
　　　　进入耳道；以 "S" 形
　　　　切开耳后皮肤（左耳）
　　　　In. 切口；
　　　　P. 耳郭

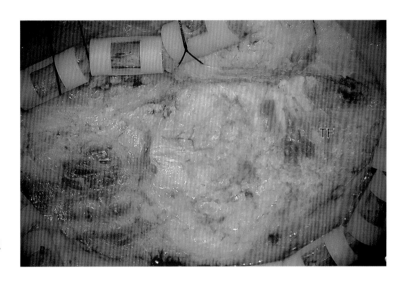

图 6-2　暴露耳后深筋膜组织
　　　　TF. 颞肌筋膜

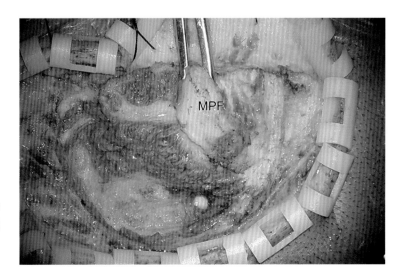

图 6-3　切开深筋膜，制作
　　　　蒂在前方的耳后肌
　　　　骨膜瓣
　　　　MPF. 肌骨膜瓣

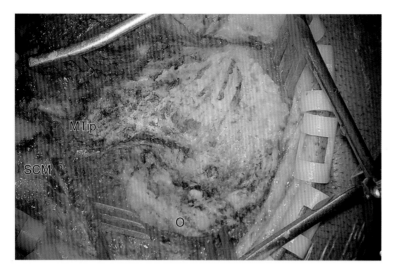

图 6-4　显露乳突和枕后骨
　　　　皮质
MTip，乳突尖；
SCM，胸锁乳突肌；
O，枕骨

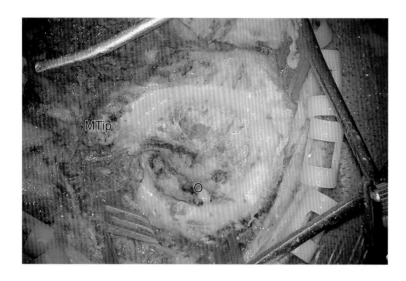

图 6-5　在骨皮质上标示拟
　　　　磨除骨质的范围
MTip，乳突尖；
O，枕骨

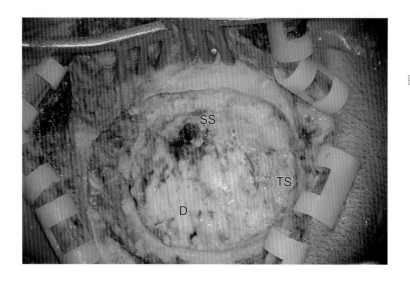

图 6-6　磨开 4 cm×4 cm 骨
　　　　窗，显露硬脑膜
透过暴露的硬脑膜，
可见前方的乙状窦和
上方的横窦；骨窗的
前界可见开放的乳突
气房，为避免术后脑
脊液耳鼻漏，可用骨
蜡完全封闭
D，硬脑膜；
SS，乙状窦；
TS，横窦

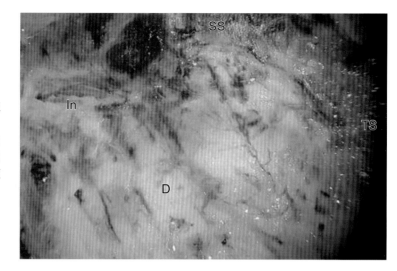

图 6-7　切开硬脑膜，引流
脑脊液
在计划的硬脑膜切口
沿线切开一小口，以
引流脑脊液，降低颅
内压
In. 切口；
D. 硬脑膜；
SS. 乙状窦；
TS. 横窦

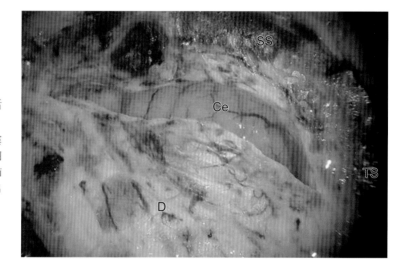

图 6-8　显示硬脑膜切开后
膨出的小脑组织
距乙状窦后方、横窦
下方 0.5～1.0 cm，用
显微剪弧形剪开硬脑
膜；可见小脑组织膨出
Ce. 小脑；
D. 硬脑膜；
SS. 乙状窦；
TS. 横窦

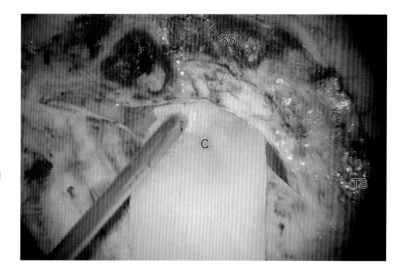

图 6-9　轻轻下压小脑组织，
释放脑脊液
自硬脑膜切口置入脑
棉片，向下轻压小脑，
释放脑脊液
SS. 乙状窦；
TS. 横窦；
C. 脑棉片

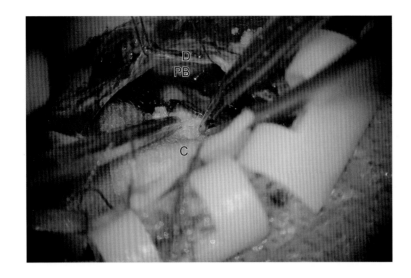

图 6-10　显露桥小脑角区域
　　　　脑棉片保护小脑，叠
　　　　瓦状递进，释放脑脊液
　　　　同时向后下轻压小脑，
　　　　逐步显露桥小脑角
　　　　D，硬脑膜；
　　　　PB，岩骨；
　　　　C，脑棉片

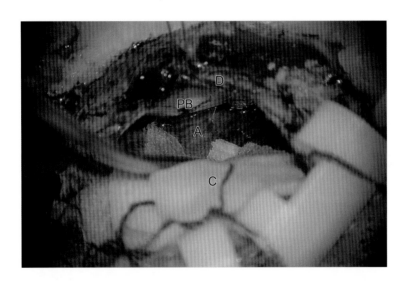

图 6-11　到达桥小脑角，可见
　　　　岩骨后面和蛛网膜
　　　　D，硬脑膜；
　　　　PB，岩骨；
　　　　A，蛛网膜；
　　　　C，脑棉片

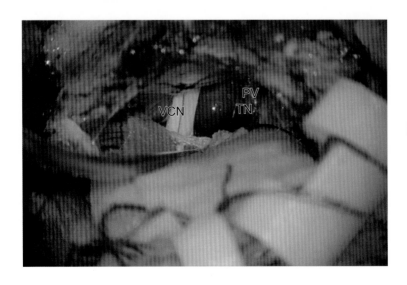

图 6-12　切开蛛网膜后进入
　　　　桥小脑角
　　　　可见视野中央的前庭
　　　　蜗神经，上方隐约可
　　　　见三叉神经、岩静脉
　　　　（左耳）
　　　　TN，三叉神经；
　　　　PV，岩静脉；
　　　　VCN，前庭蜗神经

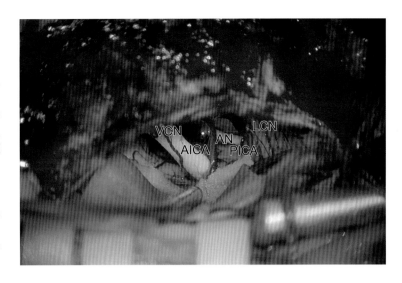

图 6-13 显示桥小脑角区血管和神经

视野中央为前庭蜗神经、小脑前下动脉血管袢，下方为后组颅神经和小脑后下动脉，前方为展神经（右耳）

VCN，前庭蜗神经；
AICA，小脑前下动脉；
LCN，后组颅神经；
PICA，小脑后下动脉；
AN，展神经

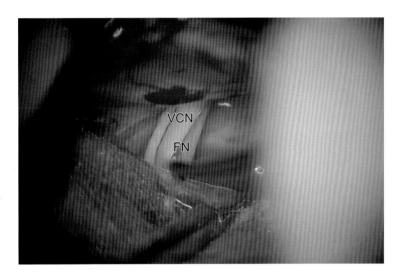

图 6-14 显示前庭蜗神经和面神经

用面神经监护仪探针拨开前庭蜗神经，可见其前方的面神经；用 0.1 mA 的刺激量刺激面神经

VCN，前庭蜗神经；
FN，面神经

【步骤 8】　分离前庭蜗神经，切断前庭神经。前庭神经略呈灰色，位于上方，蜗神经由于神经纤维较多而偏白色，位于下方，二者分界为蜗前庭裂隙，表面常有一细小血管。以镰状刀分离前庭神经，并用显微剪剪断（图 6-15 ～图 6-20）。

【步骤 9】　观察术腔有无出血，如有出血应彻底止血。小心取出脑棉片，勿伤及其下方的小脑组织。用温 0.9% 氯化钠注射液冲洗术腔，再次观察有无出血。严密缝合硬脑膜，缝合处如有脑脊液漏可填塞肌肉组织并用生物胶固定（图 6-21 ～图 6-23）。

【步骤 10】　分层缝合皮下组织及皮肤。

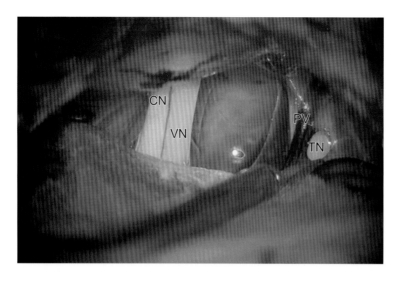

图 6-15　显示前庭蜗神经

高倍镜视野下见前庭蜗神经表面有一细小纵向血管，可作为二者的分界；上方清晰可见三叉神经、岩静脉（左耳）

VN，前庭神经；

CN，蜗神经；

PV，岩静脉；

TN，三叉神经

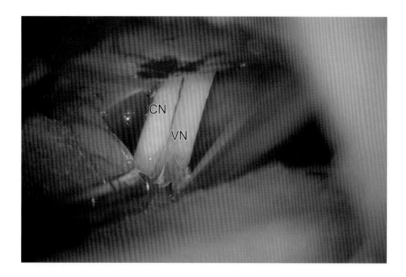

图 6-16　用镰状刀在微血管处将前庭神经与蜗神经分开

上方为前庭神经

CN，蜗神经；

VN，前庭神经

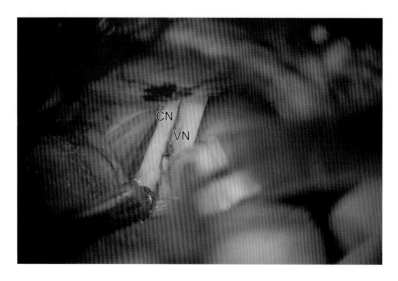

图 6-17　用显微剪将前庭神经剪断

避免损伤中间神经、血管襻和面神经；勿扰动桥小脑角的其他神经、血管

CN，蜗神经；

VN，前庭神经

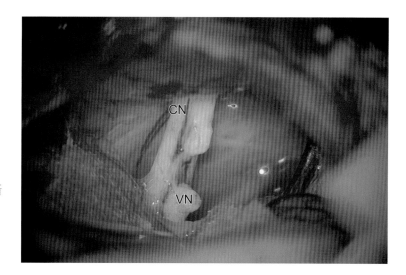

图 6-18　前庭神经剪断后断
　　　　端自动回缩
　　　　可见其前方的神经
　　　　CN，蜗神经；
　　　　VN，前庭神经

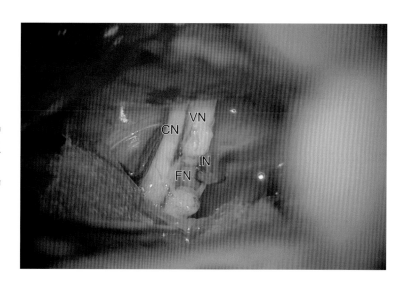

图 6-19　再次用面神经监护
　　　　仪探针刺激、确认
　　　　无面神经损伤
　　　　可见面神经和中间神
　　　　经完整
　　　　IN，中间神经；
　　　　FN，面神经；
　　　　CN，蜗神经；
　　　　VN，前庭神经

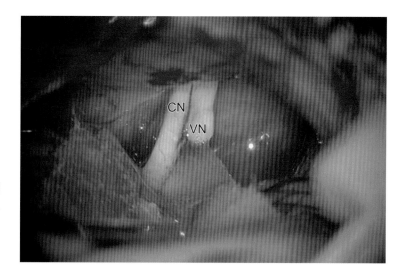

图 6-20　前庭神经断端之间
　　　　放置小团止血纱布，
　　　　避免断端桥接吻合
　　　　CN，蜗神经；
　　　　VN，前庭神经

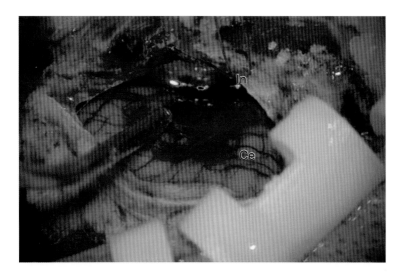

图 6-21 取出脑棉片，温 0.9% 氯化钠注射液冲洗术腔
In，切口（硬脑膜切口）；
Ce，小脑

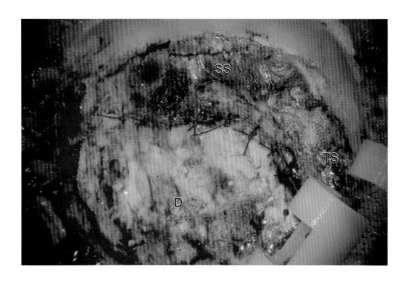

图 6-22 水密封缝合硬脑膜切口
SS，乙状窦；
TS，横窦；
D，硬脑膜

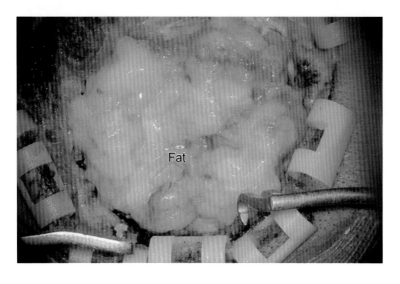

图 6-23 硬脑膜外填塞取自腹壁的脂肪
Fat，脂肪（腹壁）

※ 经乙状窦后径路前庭神经切断术相关视频

视频 6-1

视频 6-2

视频 6-3

视频 6-4

视频 6-5

视频 6-6

视频 6-7

（二）经迷路后径路前庭神经切断术

【步骤 1】　切口。做耳后"C"形切口，切口上方顶点位于耳郭上缘 0.5 cm 处，下缘位于乳突尖下方，后方位于耳沟后方 2 ～ 3 cm 处，切口成 180° 包绕耳郭（图 6-24）。制作蒂在前方的肌骨膜瓣，暴露乳突骨皮质（图 6-25）。

【步骤 2】　乳突轮廓化。用电钻磨除乳突骨皮质和气房，前上方磨至鼓窦，下方至乳突尖和二腹肌嵴，后方至乙状窦（图 6-26）。

【步骤 3】　磨薄并去除颅中窝底、乙状窦表面骨质，显露颅中窝、颅后窝硬脑膜。滴水双极电凝烧灼乙状窦使其向后退缩，扩大手术视野（图 6-27）。

【步骤 4】　切开颅后窝硬脑膜。在乙状窦前方 0.5 ～ 0.8 cm 切开硬脑膜，向上至窦脑膜角下方，避开岩上窦，然后向前切开至后半规管。向下至面后气房区域骨质，然后向前至后半规管后下方，形成一个硬脑膜的舌形瓣，蒂在前方。切开时勿损伤乙状窦、岩上窦，注意硬脑膜切缘及其下方的小脑组织与其表面的小血管，一旦出血应及时止血。切开后即有脑脊液涌出（图 6-28）。

【步骤 5】　用硬脑膜缝线悬吊两针向前牵拉。此时脑脊液进一步释放，小脑下陷，暴露桥小脑角，可见三叉神经、前庭蜗神经（图 6-29、图 6-30）。

【步骤 6】　辨认和剪断前庭神经。辨认桥小脑角的神经和血管。确认面神经、前庭蜗神经的关系后，分离前庭神经并剪断（图 6-31 ～图 6-35）。

【步骤 7】　缝合硬脑膜。用温 0.9% 氯化钠注射液冲洗术腔，观察有无出血。如有出血，应彻底止血。严密缝合硬脑膜（图 6-36）。

【步骤 8】　鼓窦入口处用骨蜡封闭（图 6-37），与鼓室隔离，防止术后脑脊液通过鼓室、咽鼓管漏出。

【步骤 9】　取腹壁皮下脂肪填塞术腔，以防脑脊液漏（图 6-38）。

【步骤 10】　逐层缝合切口，加压包扎。

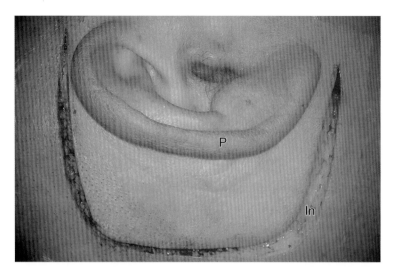

图 6-24 耳后"C"形切口，切口成 180° 包绕耳郭
P，耳郭；
In，切口

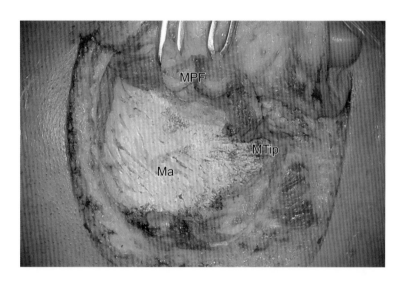

图 6-25 制作蒂在前方的耳后肌骨膜瓣
分离皮肤皮下组织后，用电刀切开肌骨膜，形成蒂在前方的肌骨膜瓣，暴露乳突骨皮质
MPF，肌骨膜瓣；
MTip，乳突尖；
Ma，乳突

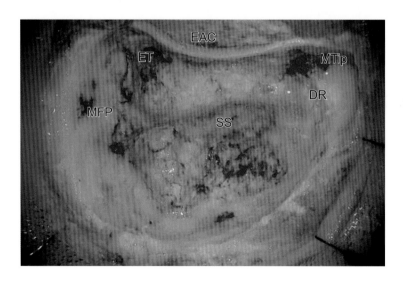

图 6-26 乳突轮廓化
EAC，外耳道；
ET，上鼓室；
MFP，颅中窝底骨板；
MTip，乳突尖；
DR，二腹肌嵴；
SS，乙状窦

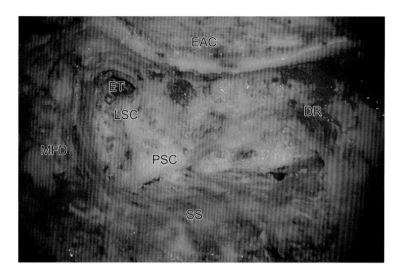

图 6-27　显示迷路后乙状窦前的硬脑膜

显露颅中窝、颅后窝硬脑膜；滴水双极电凝烧灼后，乙状窦已下陷、退缩

EAC. 外耳道；

ET. 上鼓室；

MFD. 颅中窝硬脑膜；

DR. 二腹肌嵴；

SS. 乙状窦；

LSC. 外半规管；

PSC. 后半规管

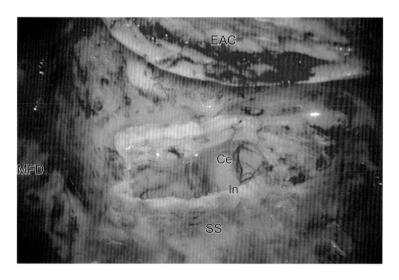

图 6-28　切开乙状窦前硬脑膜，释放脑脊液

于乙状窦前方切开硬脑膜，形成一个包括内淋巴囊在内的舌形瓣；可见小脑组织及其表面的血管

EAC. 外耳道；

MFD. 颅中窝硬脑膜；

SS. 乙状窦；

Ce. 小脑；

In. 切口（硬脑膜切口）

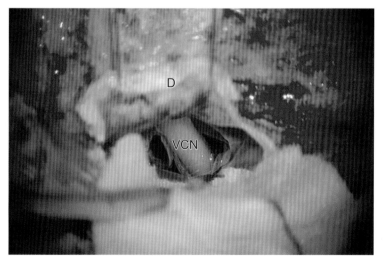

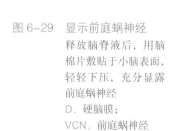

图 6-29　显示前庭蜗神经

释放脑脊液后，用脑棉片敷贴于小脑表面，轻轻下压，充分显露前庭蜗神经

D. 硬脑膜；

VCN. 前庭蜗神经

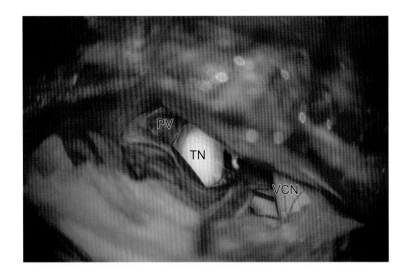

图 6-30 显示桥小脑角的神经和血管

上方为三叉神经和岩静脉，下方为前庭蜗神经

VCN，前庭蜗神经；
PV，岩静脉；
TN，三叉神经

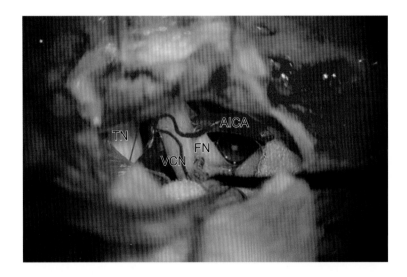

图 6-31 确定前庭蜗神经前方的面神经

视野中央为前庭蜗神经、面神经，可见粗大的小脑前下动脉穿过两者之间；另有细小血管袢在前庭蜗神经表面；上方为三叉神经；用面神经探针拨开前庭蜗神经，刺激确认面神经

AICA，小脑前下动脉；
FN，面神经；
VCN，前庭蜗神经；
TN，三叉神经

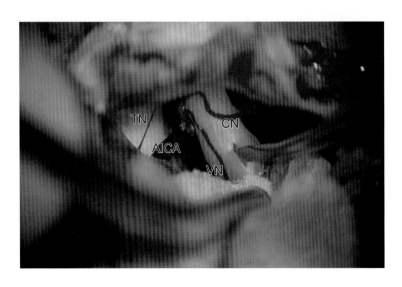

图 6-32 用镰状刀在神经束正中将前庭神经与蜗神经分离

勿损伤其后的小脑前下动脉和面神经

AICA，小脑前下动脉；
TN，三叉神经；
CN，蜗神经；
VN，前庭神经

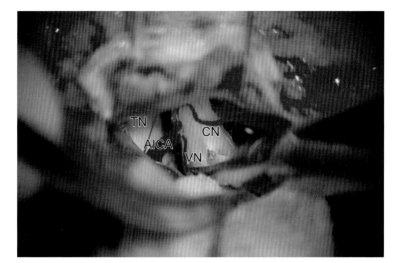

图 6-33 用显微剪剪断上方的前庭神经
AICA. 小脑前下动脉；
TN. 三叉神经；
CN. 蜗神经；
VN. 前庭神经

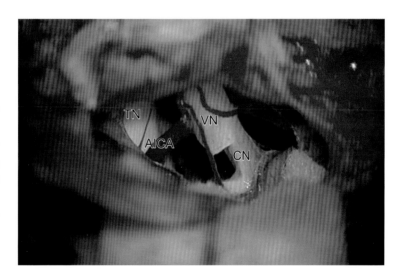

图 6-34 显示前庭神经剪断后的状态
前庭神经剪断后，可见神经断端回缩；神经表面的细小血管祥保留完整
AICA. 小脑前下动脉；
TN. 三叉神经；
CN. 蜗神经；
VN. 前庭神经

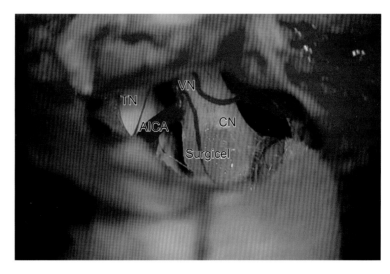

图 6-35 在前庭神经断端之间放置止血纱布
避免断端再连接、吻合
AICA. 小脑前下动脉；
TN. 三叉神经；
CN. 蜗神经；
VN. 前庭神经；
Surgicel. 止血纱布

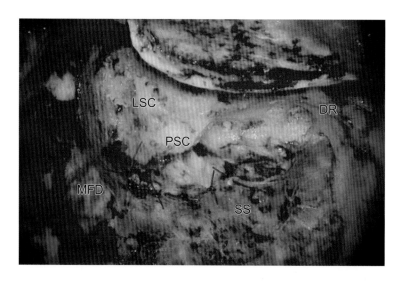

图 6-36　严密缝合硬脑膜
LSC，外半规管；
MFD，颅中窝硬脑膜；
DR，二腹肌嵴；
PSC，后半规管；
SS，乙状窦

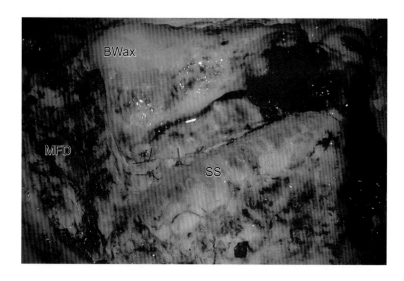

图 6-37　用骨蜡封闭鼓窦入口
MFD，颅中窝硬脑膜；
SS，乙状窦；
BWax，骨蜡

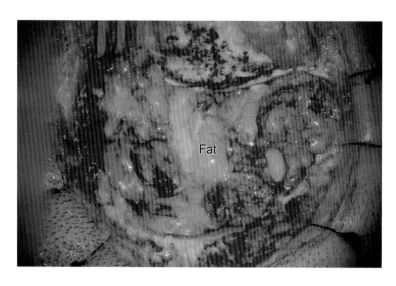

图 6-38　在硬脑膜外填塞取
自腹壁的脂肪组织
Fat，脂肪（腹壁）

※经迷路后径路前庭神经切断术相关视频

视频 6-8

视频 6-9

视频 6-10

视频 6-11

视频 6-12

视频 6-13

视频 6-14

（三）双镜联合经迷路后径路前庭神经切断术

【步骤1】　切口、乳突轮廓化，至硬脑膜切开的步骤与经迷路后径路一致。硬脑膜切口可以略小。

【步骤2】　在显微镜下，内镜进入桥小脑角，显微镜的图像显示在屏幕右上方。视野的中央为前庭蜗神经和伴行的迷路动脉，其前隐约可见面神经，以及岩骨后面。视野前上方为三叉神经（图6-39、图6-40）。

【步骤3】　用菱形刀在前庭蜗神经正中剖开，然后用显微剪剪断上方的前庭神经（图6-41～图6-45）。

【步骤4】　用温0.9%氯化钠注射液灌洗桥小脑角，观察有无出血。之后步骤与迷路后径路一致。

二、手术要点

1. 入颅手术操作要点

（1）一旦切开硬脑膜，进入颅内，需谨慎操作。

（2）宜使用带侧孔的Brackmann吸引器。

（3）任何出血，哪怕是微小的出血，都要及时止血。

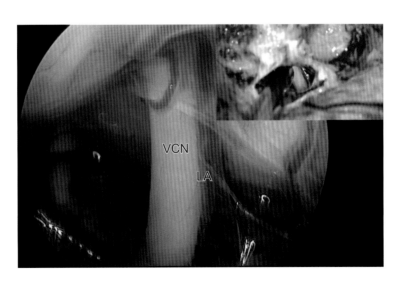

图 6-39　在内镜下显示面听
　　　　　神经束
　　　　　VCN. 前庭蜗神经；
　　　　　LA. 迷路动脉

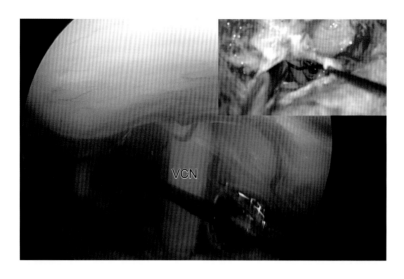

图 6-40 确定面神经位置
用面神经监护仪探针刺激面神经，确认前庭蜗神经前方的面神经
VCN，前庭蜗神经

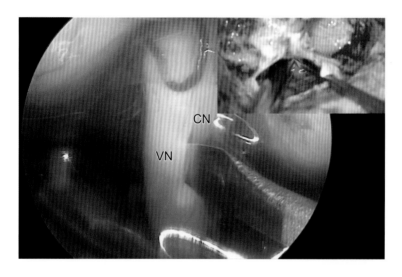

图 6-41 用菱形刀在前庭蜗神经正中剖开
VN，前庭神经；
CN，蜗神经

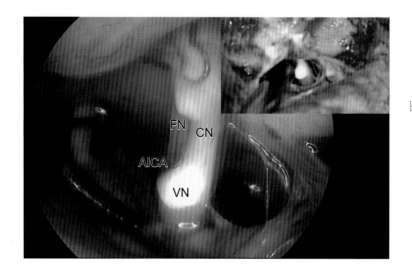

图 6-42 切断并截取一小段前庭神经
前庭神经已被切断，此时其前方的面神经和小脑前下动脉血管祥清晰可见
VN，前庭神经；
CN，蜗神经；
FN，面神经；
AICA，小脑前下动脉

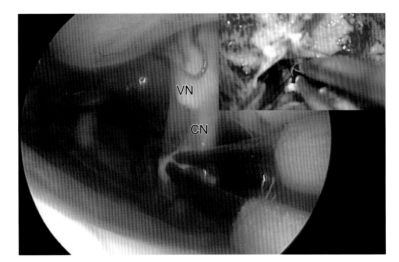

图 6-43 小功率电灼前庭神经断端
用小功率双极电凝烧灼前庭神经断端之远心端，以防止断端再连接、吻合
CN. 蜗神经；
VN. 前庭神经

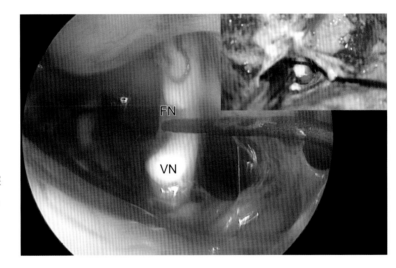

图 6-44 用面神经刺激仪探针再次监护面神经，确认其功能良好
FN. 面神经；
VN. 前庭神经

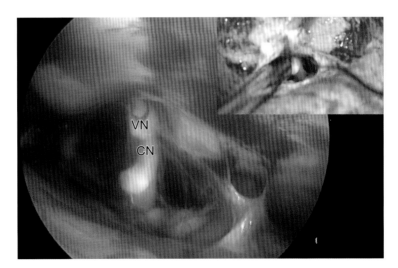

图 6-45 显示前庭神经切断后的状态
可见岩骨后面、面听神经束进入内听道，被切断的前庭神经及其根部下方的小脑绒球，以及下方后组颅神经隐约可见
VN. 前庭神经；
CN. 蜗神经

（4）下压小脑宜轻柔。

（5）除非必要的操作，勿扰动桥小脑角区的其他神经、血管。

（6）术中应仔细鉴别前庭蜗神经及面神经。暴露桥小脑角后，显微镜下分离包绕在神经束表面的蛛网膜，前庭神经位于上方，蜗神经位于下方，两者之间可存在明显的耳蜗前庭裂隙，分界标志为细小动脉。蜗神经略偏白色，而前庭神经略偏灰色。面神经位于神经束的前方，可利用面神经监护仪实时评估面神经功能。神经鉴别结束后，将前庭神经与蜗神经分离，剪断前庭神经。注意保持显微剪刀尖端偏上，并始终保持在清晰的视野中，以避免损伤位于前方的面神经、中间神经、小脑前下动脉的血管祥。关闭硬脑膜切口前，应仔细检查桥小脑角、小脑表面有无出血，用温 0.9% 氯化钠注射液冲洗 3 遍。取出小脑表面的脑棉片时，不应抽出，应轻柔地从小脑表面揭下。

2. 经乙状窦后径路手术要点

（1）术中患者头偏向一侧，肩下、头下垫枕，术耳朝上，有利于桥小脑角神经、血管的显露。

（2）要充分暴露乳突、乳突尖、枕下区域，以保证可以有 4 cm×4 cm 的骨窗。

（3）骨窗前边缘的乳突气房一定要完全封闭，以防术后脑脊液漏。

（4）经乙状窦后径路切开硬脑膜之后，有时脑脊液流出不畅，小脑组织会向硬脑膜切口外鼓出。此时可用脑棉片叠瓦状向桥小脑角深入，下压小脑，直至桥小脑角池，打开蛛网膜，释放脑脊液。要显露桥小脑角的神经、血管，手术床、显微镜、术者的相对位置非常重要，要调整好。

（5）关闭硬脑膜切口时应水密封缝合。仍有脑脊液流出之处，可用小块肌肉组织阻塞。

3. 经迷路后径路手术要点

（1）经迷路后径路前庭神经切断术的颅外部分手术步骤与内淋巴囊手术一致。乳突应该扩大轮廓化，目的是保证手术视野充分、操作方便。

（2）乳突轮廓化时勿损伤乙状窦、岩上窦、后半规管、面神经、硬脑膜。

（3）用骨蜡封闭鼓窦入口，防止术后脑脊液耳鼻漏。

（4）切开硬脑膜，脑脊液即涌出，只需轻轻下压小脑即可显露并进入桥小脑角。

第四节　围手术期处理与术后并发症

一、围手术期处理

1. 术前准备　　术前应对患者的影像学资料充分评估，如乙状窦前置、颈静脉球高位，或颅中窝底低垂，将导致迷路后空间狭小，不宜施行经迷路后径路前庭神经切断术，但亦与术者经验有关。

2. 术后处理　　术后患者大多会出现眩晕，严重程度有个体差异，与术前残存的前庭功能呈正相关。会出现快相向对侧耳的水平眼震。术后 1～2 d 患者不敢睁眼，4～5 d 不敢动。这期间嘱患者卧床，如患者呕吐严重宜适量补液。术后 1 周可达到静态代偿，之后鼓励患者多活动，开始前庭康复。前庭康复有助于患者的平衡功能恢复，具体内容可参见本丛书中的《眩晕内科诊治和前庭康复》。

二、术后并发症

（1）严重的听力下降、耳鸣：术中仔细鉴别前庭神经与蜗神经，防止蜗神经损伤。术后眩晕被控制，不发作，耳鸣可能会减轻。

（2）面瘫：术中仔细鉴别面神经，最好配备面神经监护仪。

（3）脑脊液漏：术中严密缝合硬脑膜、用骨蜡封闭鼓窦入口、用腹壁脂肪填塞术腔，可减少脑脊液漏的发生。

（4）脑膜炎：术中严格执行无菌操作，术后预防使用可透过血脑屏障的抗生素。

（5）颅内血肿：缝合硬脑膜前，反复用温 0.9% 氯化钠注射液冲洗，观察有无活动性出血，彻底止血。

（6）术后切口感染：局部换药，全身使用抗生素。

（7）头晕和平衡失调：有少数患者（＜1%）术后出现头晕、晕沉感、醉酒样，发生机制不明确。超过 70 岁患者术后可能会出现平衡失调，与前庭代偿慢、代偿不完全有关。术前应充分告知，术后应指导患者进行前庭康复。

第五节　小结与展望

前庭神经切断术的优点是不仅可以有效控制外周性眩晕的症状，而且可以在很大程度上保护患侧听力。随着显微镜和耳内镜技术的发展，手术并发症可以得到更好的控制。但是，对于难治性梅尼埃病，前庭神经切断术只能改善眩晕症状，不能改变其病程进展。因此，即使行前庭神经切断术，随着病程进展，梅尼埃病患者仍可能出现耳聋的最终结果，而且前庭神经切断术要进入颅内，增加了脑脊液漏和颅内感染等并发症的风险。因此，选择前庭神经切断术应慎重，需严格把握手术适应证和禁忌证。

（杨　军　时海波　王鹏军）

本章参考文献

路文, 时海波, 于栋帧, 等, 2011. 后径路前庭神经切断术对梅尼埃病患者听力的影响. 中国中西医结合耳鼻咽喉科杂志, 19(6): 392–394.

时海波, 殷善开, 2008. 前庭神经切断术治疗梅尼埃病. 中国医学文摘（耳鼻咽喉科学）, 23(5): 266, 267.

于浩然, 杨军, 2019. 梅尼埃病不同手术治疗方案的效果分析. 临床耳鼻咽喉头颈外科杂志, 33(6): 501-504.

中华耳鼻咽喉头颈外科杂志编辑委员会, 中华医学会耳鼻咽喉头颈外科学分会, 2017. 梅尼埃病诊断和治疗指南 (2017). 中华耳鼻咽喉头颈外科杂志, 52(3): 167-172.

Alarcon A V, Hidalgo L O, Hidalgo L O, et al. , 2017. Labyrinthectomy and vestibular neurectomy for intractable vertiginous symptoms. Int Arch Otorhinolaryngol, 21(2): 184-190.

Canale A, Caranzano F, Lanotte M, 2018. Comparison of VEMPs, VHIT and caloric test outcomes after vestibular neurectomy in Menière's disease. Auris Nasus Larynx, 45(6): 1159-1165.

Canzi P, Manfrin M, Perotti M, 2017. Translabyrinthine vestibular neurectomy and simultaneous cochlear implant for Ménière's disease. Acta Neurochir (Wien), 159(1): 123-130.

Miyazaki H, Nomura Y, Mardassi A, et al. , 2017. How minimally invasive vestibular neurotomy for incapacitating Meniere's disease improves dizziness and anxiety. Acta Otolaryngol, 137(7): 707-711.

Nevoux J, Barbara M, Dornhoffer J, et al. , 2018. International consensus (ICON) on treatment of Ménière's disease. Eur Ann Otorhinolaryngol Head Neck Dis, 135(1S): S29-S32.

Schlegel M, Vibert D, Ott S R, et al. , 2012. Functional results and quality of life after retrosigmoid vestibular neurectomy in patients with Meniere's disease. Otol Neurotol, 33(8): 1380-1385.

Thomsen J, Berner B, Tos M, 2000. Vestibular neurectomy. Auris Nasus Larynx, 27(4): 297-301.

Trakimas D R, Kempfle J S, Reinshagen K L, 2018. Transcanal endoscopic infracochlear vestibular neurectomy: a pilot cadaveric study. Am J Otolaryngol, 39(6): 731-736.

Wackym P A, King W A, Barker F G, et al. , 1998. Endoscope-assisted vestibular neurectomy. Laryngoscope, 108(12): 1787-1793.

第七章

迷路切除术

第一节 概　述

一、历史演变

早在 1895 年，Jansen 曾报道应用外周前庭终末器官毁损技术治疗化脓性迷路炎引起的并发症。1903 年，Crockett 首次报道了经耳道径路切除镫骨可以作为眩晕的有效治疗手段。1904 年，Milligan 和 Lake 应用半规管切除术治疗单侧外周前庭功能异常所引起的平衡失调。1943 年，Cawthorne 开始应用完壁式技术开展前庭器官损毁术，但术中仅对外半规管进行了切除。1948 年，Lempert 报道了经耳道径路开放圆窗和卵圆窗，从而对梅尼埃病膜迷路积水进行减压处理，但是术中没有提及损毁前庭终末器官的重要性。直到 1956 年 Schuknecht 和 1957 年 Cawthorne 才分别报道了经耳道径路切除前庭迷路治疗单侧梅尼埃病的手术术式，而且在 Schuknecht 一系列著作中，强调了毁损包括三个半规管壶腹，以及椭圆囊斑和球囊斑在内的所有前庭终末器官的重要性，这为现代迷路切除术奠定了基础。目前公认的迷路切除术是指彻底开放骨性半规管和前庭，并且完全去除管内和前庭内所有软组织的手术。

对于单侧外周性眩晕疾病，如梅尼埃病，迷路切除是一种有效的手术方式。2% ～ 70% 的梅尼埃病患者双耳会先后发病，最终导致双耳听力下降。梅尼埃病或由其他病因所致单侧外周性前庭疾病的患者，根据患者对术耳的听力期望情况，可以考虑迷路切除合并同期或二期人工耳蜗植入，以便于提高术耳的听力。有证据表明，迷路切除后人工耳蜗植入与其他原因所致耳聋的人工耳蜗植入疗效相当。

二、理论基础

（1）开放三个半规管和前庭，并将所有壶腹及囊斑的感觉上皮去除，从而完全消除患耳前庭的异常神经信号输入。

（2）中枢神经系统对单侧前庭功能完全丧失的代偿更加迅速和完全。

三、手术疗效及其影响因素

在以温度试验证实前庭功能丧失或患者症状治愈为标准的系列报道中，迷路切除术疗效各不相同。但有报道，如术中完全损毁全部的外周前庭终末器官，迷路切除术对眩晕的控制率可达 95% ～ 99%。

成功的迷路切除术不仅取决于外周前庭终末器官的完全切除，还取决于单侧前庭功能丧失后的代偿。大体来说，不利于前庭中枢代偿的因素均会影响迷路切除术后的疗效，如老年、视觉障碍、肥胖、久坐、关节炎、影响下肢运动功能的疾病，以及依赖性人格等。

第二节 适 应 证

（1）单侧外周性前庭疾病所致的眩晕反复发作，其他非手术、手术治疗无效，且同侧耳为重度/极重度感音神经性聋。若对侧耳听力不佳，实施迷路切除术需谨慎。一般要求术耳听力为重度/极重度耳聋，且伴有言语识别阈 ≥ 75 dB HL，言语识别率 ≤ 20%。

（2）单侧梅尼埃病。一般要求为术耳无实用听力、多种治疗方法（包括非手术及手术）无效的Ⅳ期梅尼埃病患者。

（3）外伤后已丧失听力，且久治不愈的前庭功能异常者。

第三节 手术方法、步骤与要点

一、手术方法与步骤

（一）经耳后乳突径路

【步骤1】 切口和暴露（图7-1）。切口距耳后沟2 cm，呈"C"形，上下端分别靠近耳郭附着处、耳垂。切开皮肤后，用电刀切开皮下组织。向前牵拉耳郭和皮下组织。

【步骤2】 做蒂在前方的肌骨膜瓣（图7-2）。上方切口与颞线一致，呈"C"形，下端至乳突尖。肌骨膜瓣向前翻起，暴露乳突骨皮质，前达骨性外耳道上壁，上达颞线，下达骨性外耳道后壁切线（图7-3）。

【步骤3】 乳突轮廓化（图7-4）。保持外耳道后壁完整。注意乙状窦的位置，越接近其表面骨质越发蓝，注意辨认，勿损伤。显露鼓窦，可见外半规管（图7-5）。

【步骤4】 为更好显露后半规管和上半规管，去除乙状窦表面和颅中窝底骨板包括窦脑膜角的骨质。将上述两者表面的骨质逐步磨薄，越靠近越要用金刚钻，用大号为宜，磨薄至呈鸡蛋壳状。可先去除一小片，然后用剥离子分离其余骨质下方的硬脑膜，再分块去除。注意保持硬脑膜和乙状窦的完整，避免脑脊液漏和出血（图7-6）。

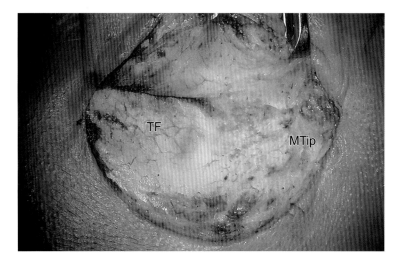

图 7-1 切口和暴露
切开皮肤及皮下组织，
可见乳突尖区、颞肌
筋膜区
TF，颞肌筋膜；
MTip，乳突尖

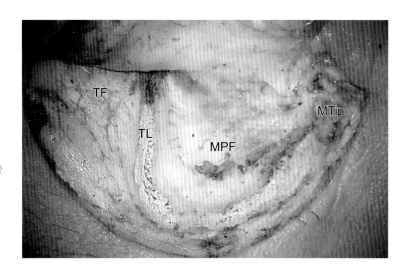

图 7-2 做蒂在前方的肌骨
膜瓣
TF，颞肌筋膜；
TL，颞线；
MPF，肌骨膜瓣；
MTip，乳突尖

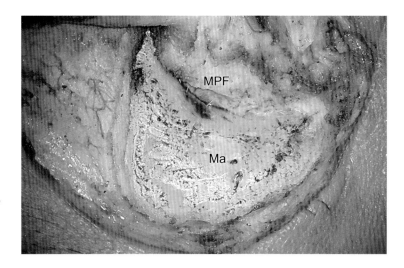

图 7-3 肌骨膜瓣向前翻起，
显露乳突骨皮质
MPF，肌骨膜瓣；
Ma，乳突

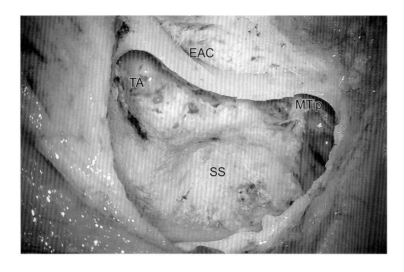

图 7-4　乳突轮廓化
　　　　EAC，外耳道；
　　　　TA，鼓窦；
　　　　SS，乙状窦；
　　　　MTip，乳突尖

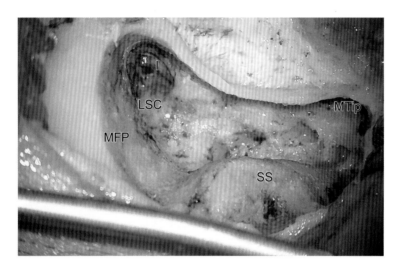

图 7-5　乳突进一步轮廓化
　　　　调整显微镜和手术床
　　　　的角度，可见前方视
　　　　野的结构
　　　　MFP，颅中窝底骨板；
　　　　I，砧骨；
　　　　LSC，外半规管；
　　　　SS，乙状窦；
　　　　MTip，乳突尖

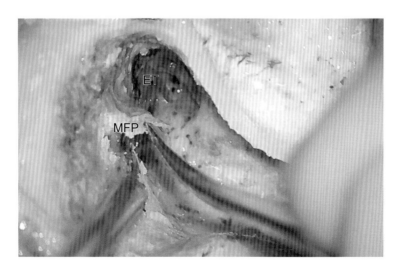

图 7-6　蛋壳化技术显露颅
　　　　中窝硬脑膜
　　　　ET，上鼓室；
　　　　MFP，颅中窝底骨板

【步骤 5】　　通过砧骨，二腹肌嵴定位面神经锥曲段、垂直段，避免在以后的步骤中损伤面神经（图 7-7）。

【步骤 6】　　用适当大小的金刚钻磨去后半规管和上半规管表面的气房，以更清晰地显露两者。磨至弓下动脉时可有出血。如果颅中窝硬脑膜低垂、乙状窦前置，可用滴水双极电凝烧灼其表面，两者可萎陷，并用剥离子下压，此时就可以清晰显露上、后半规管（图7-8）。

【步骤 7】　　用金刚钻逐步磨低三个半规管。磨低时充分冲水，以防止磨开了半规管而不知（图 7-9）。

【步骤 8】　　开放半规管管腔（图 7-10、图 7-11）。依次开放三个半规管，为了能清晰显示各个结构，可将步骤细化。上、后半规管形成总脚，其余半规管的一端均有壶腹嵴。外半规管壶腹位于外半规管的前端，上半规管壶腹与外半规管壶腹紧邻，位于外半规管壶腹的上方，后半规管壶腹位于后半规管的下端、面神经垂直段内侧。

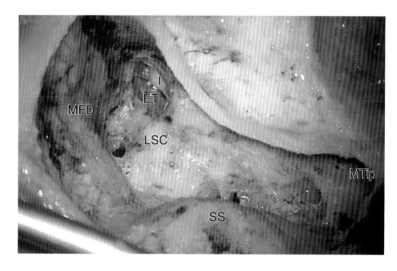

图 7-7　　去除颅中窝骨板后的乳突术腔
术中应用解剖标志砧骨短脚、外半规管和二腹肌嵴定位面神经垂直段
I，砧骨；
ET，上鼓室；
MFD，颅中窝硬脑膜；
LSC，外半规管；
SS，乙状窦；
MTip，乳突尖

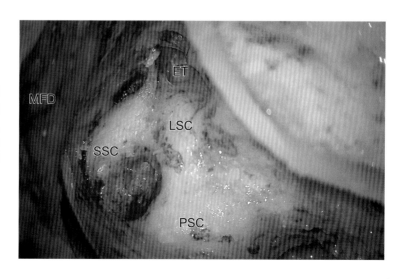

图 7-8　　显露三个半规管轮廓
术中去除上半规管和后半规管表面气房，并应用剥离子向上推移颅中窝硬脑膜，可充分显露三个半规管
ET，上鼓室；
LSC，外半规管；
PSC，后半规管；
SSC，上半规管；
MFD，颅中窝硬脑膜

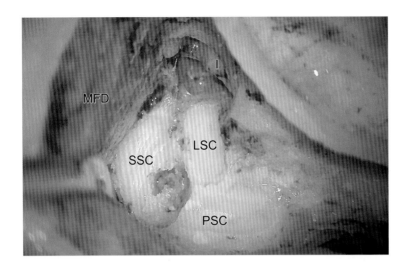

图 7-9　磨低三个半规管
LSC，外半规管；
PSC，后半规管；
SSC，上半规管；
I，砧骨；
MFD，颅中窝硬脑膜

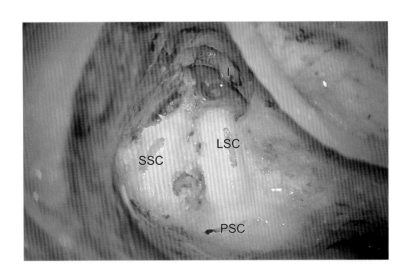

图 7-10　开放三个半规管管腔
依次开放外半规管、后半规管、上半规管管腔
LSC，外半规管；
PSC，后半规管；
SSC，上半规管；
I，砧骨

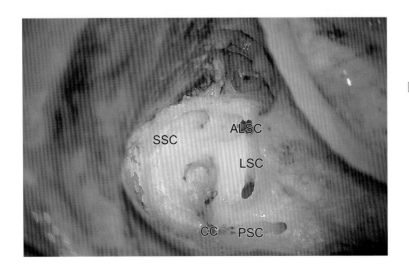

图 7-11　进一步切除半规管骨质
继续磨除半规管骨质，可见外半规管前端的壶腹，上、后半规管汇合形成的总脚
LSC，外半规管；
PSC，后半规管；
SSC，上半规管；
CC，总脚；
ALSC，外半规管壶腹

【步骤9】　磨去三个半规管管形结构后，可见前庭腔显露（图7-12）。扩大、充分暴露前庭腔，在高倍镜下可见椭圆囊斑、球囊斑。磨去外、后半规管时即轮廓化了面神经锥曲段和部分垂直段，相距仅 1 ～ 2 mm。面神经迷路段就在外半规管壶腹之前，注意切勿损伤。去除椭圆囊斑、球囊斑见图7-13。

【步骤10】　将前庭腔内膜迷路及感觉上皮去除后，可在腔内放置一块浸有庆大霉素的明胶海绵，利用其耳毒性，进一步破坏可能残存的感觉上皮（图7-14）。

【步骤11】　迷路被切除，重要结构保持完整（图7-15）。复位并对位缝合耳后肌骨膜瓣，分层缝合皮下组织、皮肤，加压包扎。

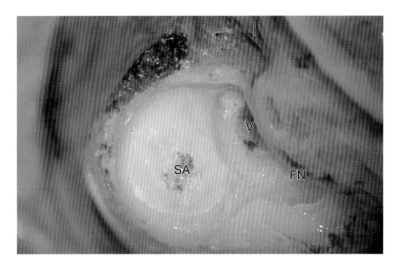

图 7-12　磨去半规管，开放
　　　　　前庭腔
　　　　　SA，弓下动脉；
　　　　　V，前庭；
　　　　　FN，面神经；
　　　　　I，砧骨

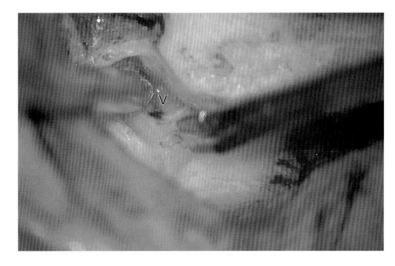

图 7-13　去除前庭内感觉上
　　　　　皮（椭圆囊斑、球
　　　　　囊斑）
　　　　　V，前庭

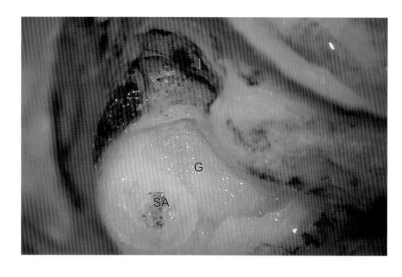

图 7-14　用浸有庆大霉素的
　　　　　明胶海绵填塞前庭腔
　　　　　SA，弓下动脉；
　　　　　I，砧骨；
　　　　　G，明胶海绵

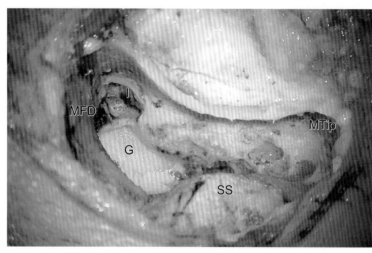

图 7-15　术后全貌
　　　　　乙状窦、颅中窝硬脑
　　　　　膜完整，面神经未暴
　　　　　露，迷路已被切除
　　　　　MFD，颅中窝硬脑膜；
　　　　　I，砧骨；
　　　　　G，明胶海绵；
　　　　　SS，乙状窦；
　　　　　MTip，乳突尖

※ 迷路切除术（经耳后乳突径路）相关视频

视频 7-1

视频 7-2

视频 7-3

视频 7-4

视频 7-5

（二）经耳内径路

1. 切口和暴露　　在外耳道后壁距鼓沟约 5 mm 处做蒂在前方的鼓膜外耳道皮瓣，上起 12 点，下至 6 点，切开皮肤及骨膜。游离皮瓣，刮除部分外耳道后壁鼓沟处骨质，充分显露面神经水平段、完整的镫骨足板及圆窗龛。

2. 开放前庭准备　　去除砧骨，切除镫骨肌腱并完整去除镫骨。向前、向下扩大卵圆窗，或部分去除鼓岬骨质，连通卵圆窗和圆窗，以便于充分显露前庭终末器官。

3. 去除前庭终末器官　　在低倍显微镜下撕脱椭圆囊及上、外半规管壶腹，然后抽吸球囊隐窝区以破坏球囊。再用 4 mm 直角钩针将三个半规管壶腹嵴残留感觉上皮彻底清除。

4. 充填术腔　　前庭器官损毁后，用明胶海绵或小块脂肪/筋膜填塞前庭腔，最后将鼓膜外耳道皮瓣复位，并用明胶海绵或可降解耳鼻止血棉填塞固定。

二、手术要点

（1）在鼓窦入口处填塞一块明胶海绵，防止在乳突腔内进行磨骨操作时骨粉进入鼓室。

（2）为充分显露三个半规管，可扩大乳突轮廓化，去除乙状窦、颅后窝、颅中窝硬脑膜及窦脑膜角表面的骨质，目的是"软化"这些结构，需要时下压就可以暴露其前方深面的半规管。

（3）乙状窦处理不慎会引起出血。针尖样的出血点，可用滴水双极电凝烧灼，绿豆至黄豆大小的破口，可用止血纱布填塞，再大的破口可用大块止血纱布填塞于乙状窦腔内，阻断血管，但前提是对侧乙状窦完好。

（4）通过解剖标志定位面神经锥曲段、垂直段、迷路段，避免损伤。

（5）外半规管壶腹位于面神经锥曲段的深面，因此开放外半规管壶腹时，需小心谨慎，防止损伤面神经。

（6）开放外半规管时，为避免损伤面神经，应选择从前向后的方式，沿着半规管长轴，远离面神经磨除骨质。

（7）开放前庭腔后，去除其内的感觉上皮（椭圆囊斑、球囊斑），然后放置一块浸有庆大霉素的明胶海绵，进一步确保迷路切除的效果。

（8）去除颅中窝底、颅后窝前壁的骨质时，如果损伤硬脑膜则会引起脑脊液漏，术中应及时处理。针尖样漏口可用滴水双极电凝烧灼，绿豆至黄豆大小漏口可取肌骨膜瓣切缘的肌肉组织填塞、嵌顿在漏口处，再大的漏口，通过软组织填塞不能奏效，可用骨蜡封闭鼓窦入口，并取患者腹壁的脂肪填塞前庭乳突腔。

第四节　围手术期处理与术后并发症

一、围手术期处理

术后患者的前庭反应程度与术前前庭功能的状态呈正相关，即与术前前庭功能全无或接近全无的患者相比，术前前庭功能正常或接近正常的患者，术后前庭反应更加严重，术后将会出现3°眼震、恶心、呕吐等症状。

为了控制术后前庭症状，可以适量给予抗组胺药异丙嗪或精神类镇静药物氟哌利多。前庭抑制剂可能会抑制中枢神经系统对外周前庭功能的代偿，因此建议尽可能短期使用。应该鼓励患者尽早活动，包括在他人帮助下坐起或在他人搀扶下离床行走。通常术后 3 ～ 7 d，患者能够独立行走。患者完成静态代偿，可下床活动时，应尽早鼓励患者开始前庭康复。

二、术后并发症

1. 脑脊液耳鼻漏　　较少见，通过抬高 30° 床头、局部加压包扎、术后静脉滴注脱水药物，多可自愈，必要时再次手术封闭瘘口。

2. 面瘫　　术中应避免造成面神经损伤。面神经监护仪可辅助判断面神经功能。如果术中发生面神经损伤，应及时处理，如面神经减压等；术后应用激素、神经营养药物。极少患者于术后 7 ～ 10 d 会出现迟发性面瘫，用药（激素、神经营养药物等）后多可恢复。

（何景春　杨　军　吴　悔）

| 本章参考文献 |

马晓彦，吴子明，刘兴健，等，2016. 梅尼埃病双耳异常率的初步研究. 临床耳鼻咽喉头颈外科杂志，30(5): 383−385.

Alarcón A V, Hidalgo L O, Arévalo R J, 2017. Labyrinthectomy and vestibular neurectomy for intractable vertiginous symptoms. Int Arch Otorhinolaryngol, 21(2): 184−190.

Cawthorne T E, 1943. The treatment of Meniere's disease. J Laryngol Otol, 58(9): 363−371.

Cawthorne T, 1957. Membranous labyrinthectomy via the oval window for Ménière's disease. J Laryngol Otol, 71(8): 524−527.

House J W, Doherty J K, Fisher L M, et al. , 2006. Meniere's disease: prevalence of contralateral ear involvement. Otol Neurotol, 27(3): 355−361.

Joseph B, Nadol J B, Michael J M, 2005. Surgery of the ear and temporal bone labyrinthectomy. Philadelphia: Lippincott Williams&Wilkins: 367−373.

Lake R, 1904. Removal of the semicircular canals in a case of unilateral aural vertigo. Lancet, 163(4214) : 1567, 1568.

Lempert J, 1948. Lempert decompression operation for hydrops of the endolymphatic labyrinth in Meniere's disease. Arch Otolaryngol Head Neck Surg, 47(5): 551−570.

Milligan W, 1905. Ménière's disease: a clinical and experimental inquiry. Br Med J, 20(2): 105−109.

Nevoux J, Barbara M, Dornhoffer J, et al. , 2018. International consensus (ICON) on treatment of Ménière's disease. Eur Ann Otorhinolaryngol Head Neck Dis, 135(1S): S29−S32.

Perkins E, Rooth M, Dillon M, 2018. Simultaneous labyrinthectomy and cochlear implantation in unilateral meniere's disease. Laryngoscope Investig Otolaryngol, 3(3): 225−230.

Prasad K C, Gopi I V, Harshitha T R, 2019. Labyrinthectomy: our experience in a tertiary care centre. Indian J Otolaryngol Head Neck Surg, 71(Suppl 2): 1474−1477.

Schuknecht H F, 1956. Ablation therapy for the relief of Ménière's disease. Larynogocope, 66(7): 859−870.

Schuknecht H F, 1957. Ablation therapy in the management of Ménière's disease. Acta Otolaryngol Suppl, 132: 1−42.

Schuknecht H F, 1960. Destructive therapy for Meniere's disease. AMA Arch Otolaryngol, 71(3): 562−572.

Schuknecht H F, 1973. Destructive labyrinthine surgery. Arch Otolaryngol, 97(2): 150, 151.

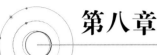

第八章

听神经瘤切除术

第一节 概　　述

一、听神经瘤切除术的历史演变

听神经瘤即前庭神经雪旺氏细胞瘤，起源于内听道。其可来源于前庭下神经或前庭上神经。肿瘤增大时向桥小脑角扩展，可压迫周围组织结构。因为听神经瘤位于颅底，毗邻诸多重要血管、神经，解剖关系复杂，手术极具挑战，此处曾被视为手术禁区。

20 世纪初听神经瘤切除术的死亡率极高，术后幸存者也多遗留重度残疾。神经外科医师 Cushing 是听神经瘤手术史上里程碑式的人物，他通过术中降低颅内压、减少出血、监测生命体征和预防术后感染，首次提出肿瘤囊内减压，显著降低了患者的死亡率。但由于是肿瘤减容，并没有全部切除肿瘤，术后复发率很高。1917 年 Cushing 出版了第一部系统论述听神经瘤的巨著。1900 ～ 1917 年被称为 Cushing 时代。

Dandy 曾师从 Cushing，是听神经瘤手术史上的另一位大师。Dandy 强调囊内切除肿瘤的同时切除囊壁，力争全部切除肿瘤。他将 Cushing 提倡的大切口双侧枕下径路改为小切口单侧枕下径路，使手术死亡率进一步下降。1917 ～ 1961 年被称为 Dandy 时代。

1904 年耳科医师 Panse 首先提出经迷路径路，但其本人并未具体实施听神经瘤手术。1911 年耳科医师 Quix 第一个成功实施经迷路径路听神经瘤切除术，遗憾的是患者术后 6 个月死亡，尸检发现其颅后窝肿瘤有残留。支持经枕下径路的神经外科医师以此为依据批判经迷路径路不适于听神经瘤手术。20 世纪 60 年代耳科医师 William House 首次将手术显微镜和耳科高速电钻引入耳科及听神经瘤手术，使听神经瘤手术进入显微外科时代，使肿瘤全切除和保留面神经真正可行，手术死亡率进一步下降。1963 年起耳科 William House 与神经外科 William Hitselberger 组成听神经瘤治疗小组，奠定了早期颅底手术的里程碑。他们首创并系统化切除听神经瘤所需的各项技术，为后续者开辟了道路。除了经迷路径路，William House 也是第一位采用经颅中窝径路切除内听道内肿瘤、保留听力的医师。1961 年至今被称为 House 时代。

Fisch 在学习 House 的基础上，发明了经耳囊径路。此径路通过封闭外耳道和咽鼓管，可以从根本上避免经迷路径路可能造成的术后脑脊液漏。此外，经耳囊径路可以从前方观察、处理内听道，更有利于术中保护面神经。神经外科 Samii 和耳科 Sanna 也都是这个时代著名的听神经瘤专家，为听神经瘤诊疗的发展做出了卓越的贡献。

1969 年 Leksell 进行了第一例立体定向放射治疗，这项技术为听神经瘤患者提供了另一种治疗选择。其优势在于死亡率低，但长期随访结果显示放射治疗远期疗效差于手术治疗，放射治疗对肿瘤无根治作用。20 世纪 70 年代后期 CT 和 MRI 技术的普及与发展，使早期诊断听神经瘤成为现实。

现代听神经瘤的治疗已经从挽救生命到功能保留，即面神经的解剖结构保全和功能保全，各种径路的面神经保存率均较高。听力保留率较前有所提高，经乙状窦后径路和颅中窝径路可以尝试保留听力，经颅中窝径路适合局限于内听道内肿瘤的听力保留。手术中监测设备的应用（面神经监测、听性脑干反应、蜗神经监护、脑神经监测）可以最大限度地减少脑神经损伤。随着微创外科和内镜外科的发展，内镜辅助显微镜下的听神经瘤切除报道逐渐增多，但尚需大宗病例长期随访观察。外科技术和手术设备的发展及多学科的合作使听神经瘤诊治水平不断提高。

二、理论基础

听神经瘤为良性肿瘤，临床表现包括听力下降、耳鸣、眩晕、平衡失调、小脑功能障碍、三叉神经受累、面瘫、后组颅神经与脑干症状、脑积水和头痛等。这些症状主要由肿瘤占位逐渐增大、压迫周围组织结构导致。

因为前庭和小脑功能障碍，听神经瘤患者会出现眩晕、平衡失调、辨距障碍等。头位变化可诱发或加重眩晕，患者诉旋转感，也可出现地面滚动或向后坠落。眩晕是阵发性的，而平衡失调则是持续的不稳定感。平衡失调的患者诉轻度的动作失调或笨拙，尤其是步态不稳。尽管两者有一些重叠，但听神经瘤的患者眩晕和平衡失调的症状通常是明显不同的。

听神经瘤患者的真性眩晕并不常见，在 Selenick 和 Jackler 报道的听神经瘤患者中，仅 19% 主诉眩晕，其中大部分是小听神经瘤。在肿瘤发现之前，尽管一些患者主诉有几年的眩晕发作史，但有较大听神经瘤的患者在诊断时，眩晕并不是常见的症状。因此，眩晕出现在听神经瘤生长的早期，可能是由前庭神经受到破坏或迷路的血供受到干扰所致。

平衡失调远较眩晕常见，出现于近一半的听神经瘤患者中。随着肿瘤体积增大，眩晕发生率减少，而平衡失调则变得常见。直径大于 3 cm 的较大听神经瘤平衡失调的发生率超过 70%。平衡失调最可能的机制是单侧前庭传入神经阻滞而不能被有效代偿，以及患侧前庭持续输入反常神经冲动。

小脑障碍的特征症状是意向震颤和步态共济失调。大的听神经瘤挤压小脑外侧和小脑脚并损害同侧小脑半球的大部分输入。明显的小脑功能障碍在听神经瘤患者中并不常见，仅出现在肿瘤比较大时。躯干共济失调较肢体共济失调普遍，但缺乏准确的发生率。患者易于向肿瘤侧跌倒。

三、疗效及其影响因素

1. 疗效　　听神经瘤最佳疗效为在彻底切除肿瘤的情况下，完好保存面神经和蜗神功能，无出血、感染、脑脊液漏等并发症，无复发，患者彻底治愈。术后与眩晕、平衡障碍相关的症状均可得到缓解。

2. 影响因素 听神经瘤疗效的影响因素较多，主要分为患者方面的因素和医生治疗团队方面的因素。

（1）患者方面因素：① 肿瘤本身大小。肿瘤越小，一般对周围结构的影响较小，疗效较好。② 肿瘤对周围结构的影响。肿瘤生长的位置对疗效也有影响，尤其是与周围神经、脑干、小脑是否有挤压、粘连。③ 肿瘤囊性变。肿瘤囊性变后生长较快，需及时手术治疗。也有个别听神经瘤，血液供应极其丰富，手术操作较为困难。④ 解剖结构影响和变异。解剖结构的变异也会影响识别和手术操作。⑤ 是否接受过治疗。接受过放射治疗的患者，因肿瘤与周围组织粘连，结构不清，手术难度和风险加大。

（2）医生治疗团队方面的因素：① 医生的技术、经验。其对于选择合适的手术时机和手术径路、是否能够彻底切除肿瘤、减少并发症有重要影响。② 团队多学科的整体水平。听神经瘤的诊治是多学科团队的诊治，需要各个学科配合，强大的团队能够给患者提供更好的治疗。③ 手术器械、影像学、神经监测、导航等辅助设备。现代的影像学技术，先进的手术设备、器械，术中监测手段、影像导航等对手术的顺利进行起到了重要作用。

四、疗效评价

听神经瘤切除术的疗效评价分为近期疗效和远期疗效，简言之为彻底切除肿瘤、保护神经功能、减少副损伤和并发症、提高生活质量。

1. 近期疗效评价 包括生命体征是否平稳，肿瘤是否被彻底切除，面神经功能、听功能、其他脑神经功能是否被保留，小脑、脑干等脑功能是否被保留，是否有颅内出血、脑脊液漏等并发症。术后 6 h 头部 CT 检查可发现颅内出血等病变，术后 2 周复查颅脑增强 MR 可确认肿瘤是否被完全切除。

2. 远期疗效评价 术后 6 个月复查，随后每年复查内听道增强 MR，至少复查 5 年，以及时发现肿瘤复发。同时评估面神经功能、听力、言语识别率、前庭功能和生活质量，如接受人工耳蜗植入，应同时进行评估。

第二节 适 应 证

手术治疗是听神经瘤治疗的主要方式。

对于全身状况可，肿瘤较大、肿瘤生长较快、囊性变的肿瘤、肿瘤压迫周围结构，已造成面瘫、听力丧失、脑干受压等症状的患者，建议进行手术切除听神经瘤。另外，小听神经瘤引起反复发作难治性的头晕、眩晕，压迫小脑的大听神经瘤引起平衡障碍、共济失调也是手术切除的适应证。

听神经瘤 Koos 分级与处理原则见表 8-1。

表 8-1　听神经瘤 Koos 分级与处理原则

分级	分级依据	处理原则
1 级	肿瘤局限于内听道	以随访为主，每 6 个月行 MRI 增强扫描，如随访过程中出现肿瘤生长，且患者存在有效听力，可考虑采取保留听力的手术治疗。如患者已无有效听力，首选手术治疗，但对于 70 岁以上、全身条件差无法耐受手术的患者，首选立体定向放射外科治疗
2 级	肿瘤侵犯桥小脑角，肿瘤直径 ≤ 2 cm	如患者存在有效听力，可以考虑采取保留听力的手术径路或立体定向放射外科治疗；若患者已无有效听力，首选手术治疗，立体定向放射外科治疗可以作为备选。对于体积不大又无生长的 2、3 级听神经瘤，可先行保守观察，如肿瘤增大，可以考虑采取保留听力的手术径路或立体定向放射外科治疗
3 级	肿瘤占据了桥小脑角池，不伴脑干移位，肿瘤直径 ≤ 3 cm	
4 级	巨大肿瘤，肿瘤直径 > 3 cm，伴有脑干移位	首选手术治疗，如患者不能耐受手术或拒绝手术时，可以尝试立体定向放射外科治疗

资料来源：张力伟，贾旺，薛湛，等，2016. 听神经瘤多学科协作诊疗中国专家共识. 中华医学杂志，96(9): 676-680.

第三节　手术方法、步骤与要点

一、手术径路的选择

因为听神经瘤的肿瘤来源于前庭下神经或前庭上神经，听神经瘤切除术中通常将前庭下神经、前庭上神经连同肿瘤一并切除，对小脑的压迫也将解除，因此术后经过代偿，患者眩晕、头晕、位置性眩晕、平衡障碍、共济失调均可缓解。

根据肿瘤大小、听力等选择适当的手术径路以达到最佳手术效果，即尽可能全切肿瘤及保留面神经、蜗神经功能，避免损伤颅脑。依据肿瘤大小和听力情况，可选用经迷路径路或经耳囊径路，这两种径路不能保留听力，但有利于面神经的保护；经颅中窝径路适用于内听道内小听神经瘤，有可能保留听力；经乙状窦后径路适用于主要位于桥小脑角的肿瘤，有可能保留听力。

神经纤维瘤病 II 型是由于 *NF2* 基因突变导致颅内和脊髓内多发的神经鞘瘤，患者常表现为双侧听神经瘤。如果双侧听力丧失、平衡功能障碍，将严重影响患者的生活质量。因此，神经纤维瘤病 II 型患者的治疗选择要综合多方面因素选择治疗方案。

二、手术方法与步骤

（一）经迷路径路[①]

1. 经迷路径路的应用解剖　　经迷路径路的前界上方为面神经垂直段，下方为内听道

[①] 本部分编者：夏寅、杨军、严旭坤。

后壁；上界为颅中窝硬脑膜，其内有岩上窦通过，后界为乙状窦，下界为颈静脉球。通过充分磨除上述界限之内的颞骨骨质到达内听道及桥小脑角，暴露肿瘤，然后进行肿瘤摘除。术中重要的解剖结构如下：

（1）颈静脉球和耳蜗导水管：颈静脉球位于内听道底壁之下，其前方即为后组颅神经。颈静脉球与内听道之间的距离变异很大，高位颈静脉球时需将其向下推压。颈静脉球上方、后半规管壶腹内侧有耳蜗导水管，其是一个定位标志。耳蜗导水管内侧下方即为舌咽神经。术中打开颅后窝硬脑膜前可以先开放耳蜗导水管，引流脑脊液，降低颅内压。

（2）内听道：后半规管壶腹和前庭的底是内听道的下界。开放上半规管壶腹，可见前庭上神经，此为内听道的上界。

（3）桥小脑角区的神经：打开颅后窝硬脑膜，后面为小脑，小脑前方为脑桥和延髓。内听道前缘深部可见白色的脑干，此区域构成桥小脑角。从上到下依次为三叉神经、面听神经束和后组颅神经，前内侧可见展神经。后组颅神经从上到下依次为舌咽神经、迷走神经和副神经。

（4）桥小脑角区的血管：小脑前下动脉是桥小脑角区域最重要的血管。小脑前下动脉形成袢结构通过面神经和前庭蜗神经之间或面神经与蜗神经之下，通常会深入内听道内。术中必须注意保护肿瘤外的血管，避免烧灼。小脑后下动脉通常穿行于后组颅神经之间，而小脑上动脉则与三叉神经伴行。岩静脉位于三叉神经后下方，术中损伤该血管，常会导致脑干水肿。

（5）肿瘤周围的蛛网膜结构：肿瘤生长过程中，在肿瘤表面形成两层蛛网膜覆盖，神经、血管位于两层蛛网膜之间。在肿瘤分离过程中，应在肿瘤表面蛛网膜和脑组织表面蛛网膜间分离，如果分离时遇到较多粘连，犹如肿瘤侵入脑组织，往往提示分界面错误。

2.手术步骤　　为显示手术的必要步骤和重要结构，本部分图片来源于不同患者。

【步骤1】　　切口（图8-1）。于耳后沟后方做"C"形切口，切口最宽处距耳后沟3～4 cm，上达耳郭上游离缘1 cm，下达乳突尖，深至皮下。

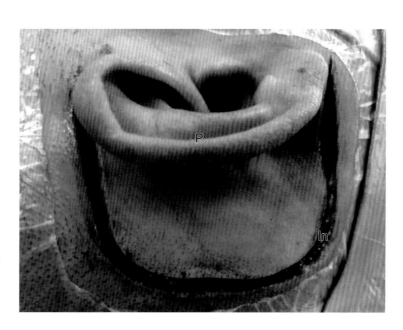

图8-1　切口
　　耳后"C"形切口；已
　　切开皮肤至皮下
　　P，耳郭；
　　In，切口

【步骤2】　将皮瓣向前分离至外耳道后壁垂直切线水平。用电刀切开肌骨膜层，上方约在颞线水平，其余距皮肤切口 0.5 ～ 1.0 cm，切至骨表面。用电刀或骨膜剥离子向前分离，形成蒂在前方的肌骨膜瓣（图 8-2）。暴露乳突的范围向上超过天盖，向前达耳道上嵴平外耳道后缘，向下达乳突尖下方，向后达乙状窦后缘 2 cm。切至乙状窦之后时，如遇到乳突导血管出血，可用骨蜡填塞止血。

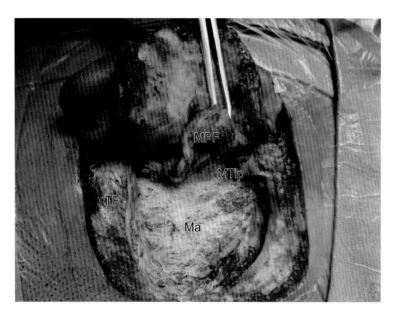

图 8-2　制备蒂在前的肌骨膜瓣

用电刀切开肌骨膜层，并向前分离，形成蒂在前的肌骨膜瓣；骨蜡填塞乳突导血管以止血

MPF，肌骨膜瓣；
MTip，乳突尖；
TF，颞肌筋膜；
Ma，乳突

【步骤3】　扩大乳突轮廓化。充分切除乳突气房，前方以鼓窦入口和面神经垂直段为界，向后暴露乙状窦。上至颅中窝底，下至乳突尖。去除乙状窦表面的骨板，以使乙状窦能上下浮动、充分移位（图 8-3 ～图 8-6）。

【步骤4】　开放鼓窦，暴露砧骨短脚，磨薄外耳道后壁。将乳突天盖、颅中窝底、窦脑膜角、乙状窦表面骨质全部磨除，充分暴露颅中窝硬脑膜、窦脑膜角，显露乙状窦（图 8-7）。

【步骤5】　显露二腹肌嵴，定位面神经垂直段，然后向前、向上切除面后气房（图 8-8 ～图 8-10）。面后气房在乙状窦前方、后半规管壶腹下方。

【步骤6】　迷路切除。迷路切除开始于外半规管，然后是上、后半规管。保留外、上半规管壶腹的最前份，以保护面神经。然后开放前庭。在切除半规管、开放前庭的同时，将面神经垂直段骨管轮廓化（图 8-11、图 8-12）。

【步骤7】　迷路切除后，继续向深面切除迷路内侧的骨质（图 8-13）。

【步骤8】　辨认内听道上界和下界。上半规管壶腹是内听道上界的标志。逐步切除颈静脉球上方的骨质，内听道下界在颈静脉球水平以上。逐渐切除内听道上方、下方、后方的骨质，同时沿颅后窝硬脑膜切除其表面的骨质，内听道的轮廓和内听道口将逐渐被显露（图 8-14）。轮廓化内听道时，磨钻的方向应与其长轴平行，并由内向外。

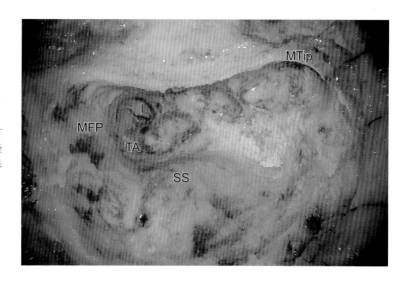

图 8-3　乳突轮廓化
　　　　切除乳突气房，前方
　　　　以鼓窦入口和面神经
　　　　垂直段为界，向后暴
　　　　露乙状窦
　　　　MTip，乳突尖；
　　　　I，砧骨；
　　　　TA，鼓窦；
　　　　SS，乙状窦；
　　　　MFP，颅中窝底骨板

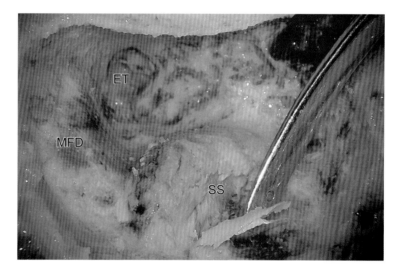

图 8-4　去除颅中窝底和乙
　　　　状窦表面的骨板
　　　　接近硬脑膜和乙状窦
　　　　时使用金刚钻，将骨
　　　　质磨薄至呈鸡蛋壳状，
　　　　然后用剥离子或咬骨
　　　　钳去除
　　　　ET，上鼓室；
　　　　MFD，颅中窝硬脑膜；
　　　　SS，乙状窦

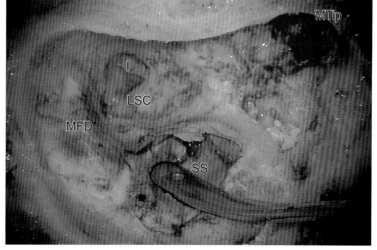
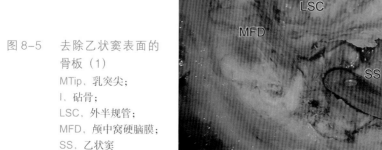

图 8-5　去除乙状窦表面的
　　　　骨板（1）
　　　　MTip，乳突尖；
　　　　I，砧骨；
　　　　LSC，外半规管；
　　　　MFD，颅中窝硬脑膜；
　　　　SS，乙状窦

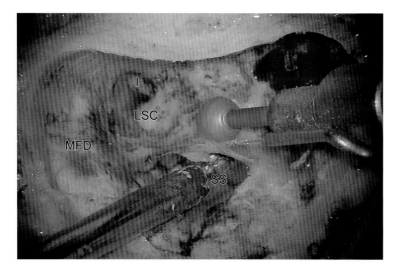

图 8-6　去除乙状窦表面的
　　　　骨板（2）
先用剥离子将硬脑膜
和乙状窦与骨面分离，
然后用金刚钻磨薄骨
板，这样不易损伤硬
脑膜和乙状窦
I，砧骨；
LSC，外半规管；
MFD，颅中窝硬脑膜；
SS，乙状窦

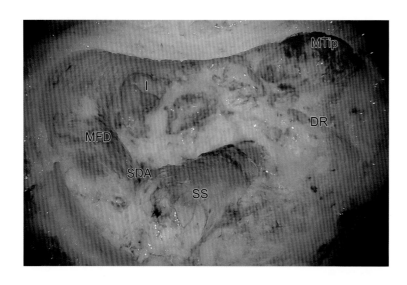

图 8-7　充分暴露颅中窝底、
　　　　窦脑膜角的硬脑膜
　　　　和乙状窦
暴露乙状窦后方硬脑
膜 1～2 cm
MTip，乳突尖；
I，砧骨；
MFD，颅中窝硬脑膜；
SS，乙状窦；
SDA，窦脑膜角；
DR，二腹肌嵴

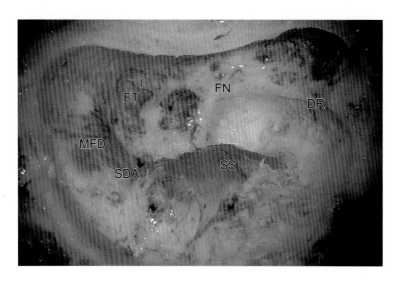

图 8-8　切除乙状窦后方骨
　　　　质，显露二腹肌嵴
二腹肌嵴是定位面神
经垂直段非常重要的
解剖结构
I，砧骨；
ET，上鼓室；
MFD，颅中窝硬脑膜；
SS，乙状窦；
DR，二腹肌嵴；
FN，面神经；
SDA，窦脑膜角

图 8-9　处理乙状窦
用滴水双极电凝轻轻以划线式烧灼乙状窦表面使其退缩，以使其前方的手术视野明显扩大
I，砧骨；
ET，上鼓室；
MFD，颅中窝硬脑膜；
SS，乙状窦；
DR，二腹肌嵴；
FN，面神经；
SDA，窦脑膜角

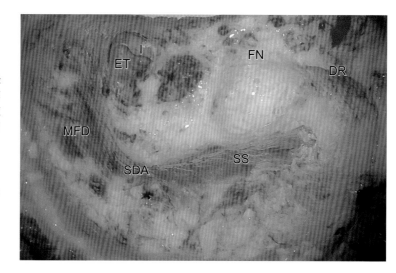

图 8-10　继续磨除颅后窝骨质
继续向前磨除乙状窦前方颅后窝硬脑膜表面的骨质，直至迷路后；内淋巴管和内淋巴囊清晰可见
DR，二腹肌嵴；
ED，内淋巴管；
ES，内淋巴囊；
MFD，颅中窝硬脑膜；
PSC，后半规管；
SS，乙状窦

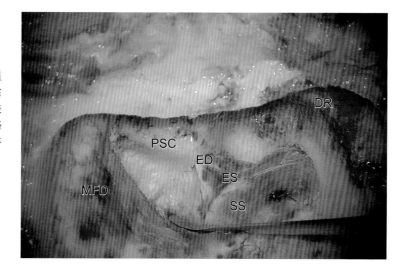

图 8-11　半规管切除
可见外、上、后半规管已开放
LSC，外半规管；
SSC，上半规管；
PSC，后半规管；
MFD，颅中窝硬脑膜；
SS，乙状窦；
SDA，窦脑膜角；
FN，面神经

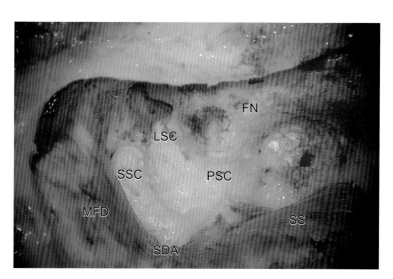

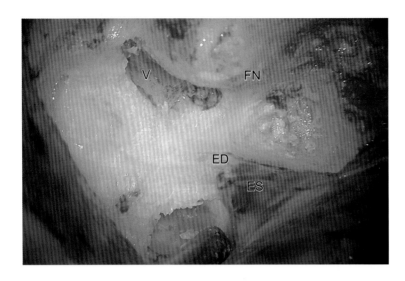

图 8-12 开放前庭

面神经垂直段骨管已轮廓化；前庭腔已开放；可见内淋巴管和内淋巴囊

FN，面神经；

V，前庭；

ED，内淋巴管；

ES，内淋巴囊

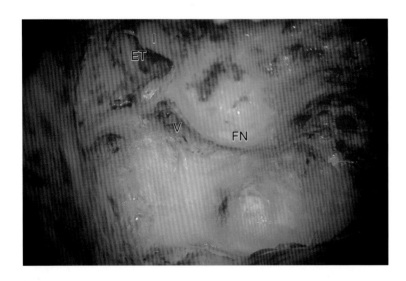

图 8-13 继续切除迷路内侧的骨质

ET，上鼓室；

FN，面神经；

V，前庭；

I，砧骨

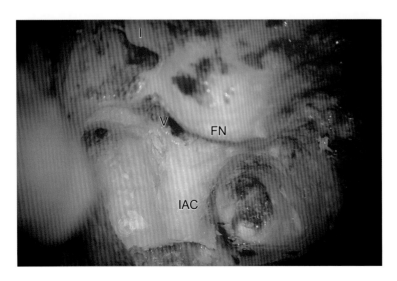

图 8-14 内听道轮廓化

逐步切除内听道上方、下方、后方的骨质，显露内听道的轮廓和内听道口

V，前庭；

FN，面神经；

IAC，内听道；

I，砧骨

【步骤9】　　内听道的上下方被磨成两个深槽，其周围骨质应做270°切除（图8-15）。充分切除内听道底壁与颈静脉球之间的骨质，此时可开放耳蜗导水管，引流脑脊液。内听道后壁的骨质逐渐被切除，暴露后壁的硬脑膜应从内听道口开始到内听道底，而不是相反，以防损伤神经。继续切除内听道底水平的骨质，显露横嵴（图8-16），后者将前庭上、下神经分开。

【步骤10】　　用双极电凝烧灼颅后窝的硬脑膜，然后在乙状窦前下方、约在内听道向后的延长线上"一"字形切开硬脑膜（图8-17）。用显微剪剪开硬脑膜至内听道口，然后转向上方、下方分别剪开，以显露桥小脑角内的肿瘤，此时会有脑脊液流出。在此过程中应注意保护硬脑膜下的小脑组织，防止损伤。可以在剪开硬脑膜时，于脑组织和硬脑膜之间垫一小片脑棉片。

【步骤11】　　颅后窝减压。打开硬脑膜暴露肿瘤后，若肿瘤较小，可用钩针挑破蛛网膜开放小脑延髓池（图8-18），立即有脑脊液涌出，颅内压降低，小脑下陷，可使手术视野扩大。肿瘤较大时，需沿肿瘤下极向深部钩开蛛网膜（图8-19），有时要囊内切除部分肿瘤后才能打开蛛网膜，引流脑脊液，降低颅内压。

图8-15　内听道的上下方被
　　　　磨成两个深槽
　　　　内听道后壁的骨质部
　　　　分被磨除
　　　　I，砧骨；
　　　　ET，上鼓室；
　　　　V，前庭；
　　　　MFD，颅中窝硬脑膜；
　　　　FN，面神经；
　　　　IAC，内听道

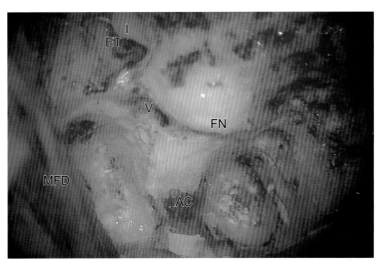

图8-16　暴露内听道内容物
　　　　I，砧骨；
　　　　V，前庭；
　　　　MFD，颅中窝硬脑膜；
　　　　FN，面神经；
　　　　T，肿瘤；
　　　　TC，横嵴

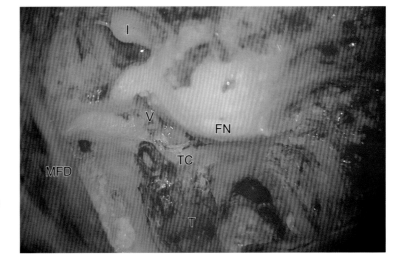

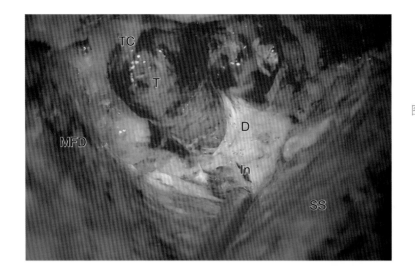

图 8-17 切开颅后窝硬脑膜
在乙状窦前下方、内
听道向后的延长线上
"一"字形切开硬脑膜
T，肿瘤；
D，硬脑膜；
In，切口；
SS，乙状窦；
MFD，颅中窝硬脑膜；
TC，横嵴

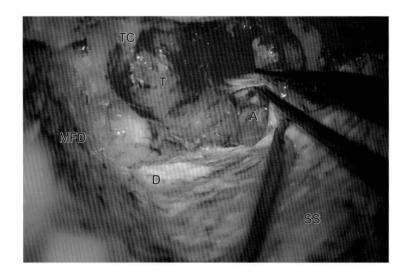

图 8-18 开放小脑延髓池，
引流脑脊液，暴露
肿瘤下界
T，肿瘤；
D，硬脑膜；
A，蛛网膜；
SS，乙状窦；
MFD，颅中窝硬脑膜；
TC，横嵴

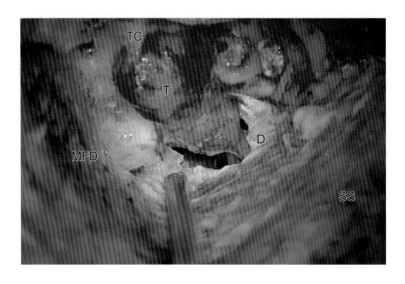

图 8-19 挑开蛛网膜，显露
肿瘤轮廓
T，肿瘤；
D，硬脑膜；
SS，乙状窦；
MFD，颅中窝硬脑膜；
TC，横嵴

【步骤 12】 肿瘤切除。肿瘤与周围血管及蛛网膜略分离后，先行肿瘤囊内切除（可用刮匙或用超声刀吸除）（图 8-20、图 8-21），使其体积缩小后再将肿瘤分块切除。切除肿瘤和止血必须同时进行（图 8-22）。整个切除过程中应避免损伤脑干、小脑和神经。

【步骤 13】 定位面神经。肿瘤囊内切除、体积缩小后首先在内听道和桥小脑角处分别定位面神经（图 8-23、图 8-24）。肿瘤在内听道中将面神经压向一侧，呈扁平状，尚容易分离，而在桥小脑角往往与肿瘤粘连紧密，呈丝状，分离时极易断离。

在内听道底，前庭上神经向外穿出内听道底，延续为上壶腹神经，经过外、上半规管壶腹的下方（图 8-25）。在横嵴的上下方用钩针将前庭上、下神经切断。面神经在内听道底的前上部分（图 8-26），将其与前庭上神经及横嵴分开。

面神经在内听道口处常被肿瘤压迫向前，呈弧形，由于面神经被压迫在骨缘上，且常与蛛网膜或肿瘤包膜粘连，因此此处是术中最易损伤面神经的所在。肿瘤增大、内听道骨质破坏时，内听道口的骨缘变得更薄且锐利，在此处分离面神经必须十分谨慎（图 8-27）。

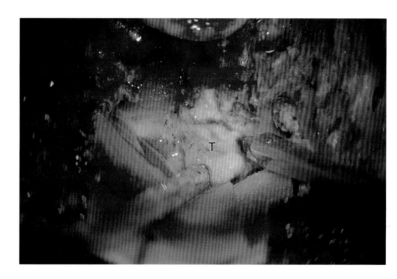

图 8-20 肿瘤囊内切除
用双极电凝烧灼肿瘤
表面小血管，显微剪
剪除小范围的肿瘤
T. 肿瘤

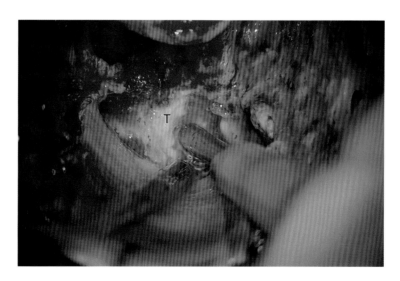

图 8-21 用超声刀行肿瘤囊
内切除
注意保护周边结构
T. 肿瘤

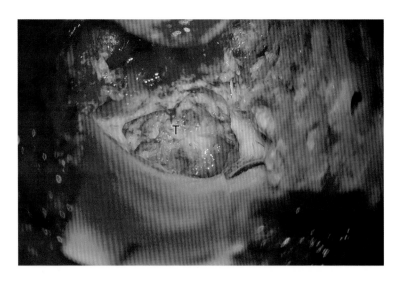

图 8-22　囊内切除后充分止血
　　　　　T，肿瘤

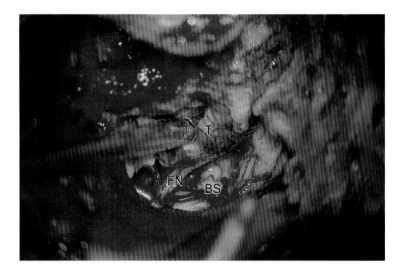

图 8-23　定位面神经
　　　　　肿瘤体积缩小后，在
　　　　　桥小脑角处定位面神
　　　　　经，可见其附近脑干
　　　　　表面丰富的血管（左
　　　　　耳）
　　　　　T，肿瘤；
　　　　　FN，面神经；
　　　　　BS，脑干

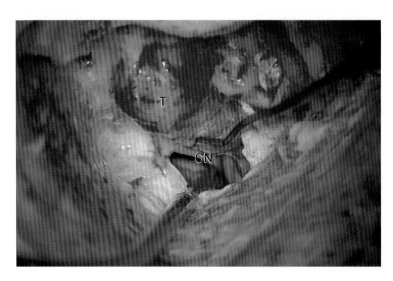

图 8-24　显露面神经
　　　　　桥小脑角段蜗神经穿
　　　　　入脑干处，其前方即
　　　　　为面神经（右耳）
　　　　　T，肿瘤；
　　　　　CN，蜗神经

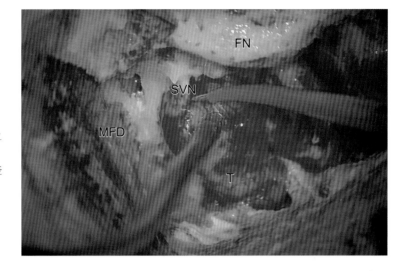

图 8-25　内听道底的前庭上
　　　　　神经
　　　　　位于外、上半规管壶
　　　　　腹的下方（右耳）
　　　　　T，肿瘤；
　　　　　FN，面神经；
　　　　　SVN，前庭上神经；
　　　　　MFD，颅中窝硬脑膜

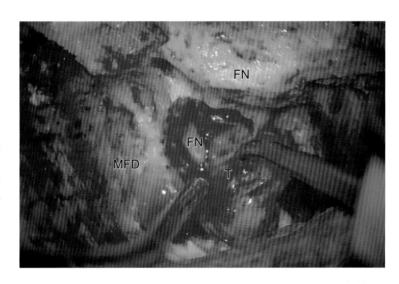

图 8-26　分离内听道内的肿
　　　　　瘤和面神经
　　　　　用显微针尖将肿瘤与
　　　　　内听道内的面神经分
　　　　　离（右耳）
　　　　　T，肿瘤；
　　　　　FN，面神经；
　　　　　MFD，颅中窝硬脑膜

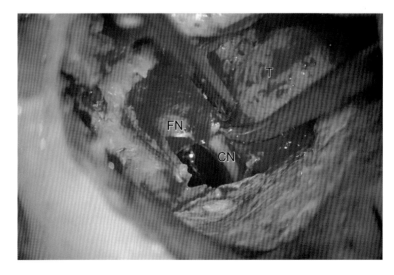

图 8-27　分离内听道口处肿
　　　　　瘤与面神经
　　　　　可见面神经后方的蜗
　　　　　神经（右耳）
　　　　　T，肿瘤；
　　　　　CN，蜗神经；
　　　　　FN，面神经

【步骤 14】 关闭术腔。关闭术腔前，需要反复检查术腔情况（图 8-28、图 8-29）。用温 0.9% 氯化钠注射液冲洗，直至清澈，以确认无出血。鼓窦入口、岩部气房、前庭腔用骨蜡封闭（图 8-30）。将腹部脂肪裁剪成长条状，逐条填塞入脑膜缺损处，并充填整个术腔（图 8-31）。将耳后肌骨膜瓣复位后拉拢缝合，皮瓣复位后分两层缝合，加压包扎。

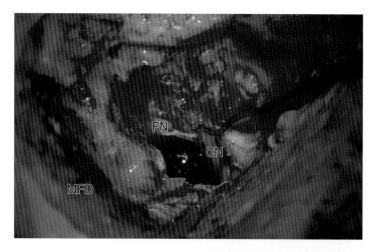

图 8-28 肿瘤已被切除
显示面神经与蜗神经的关系（右耳）
MFD，颅中窝硬脑膜；
CN，蜗神经；
FN，面神经

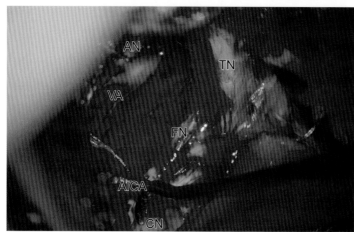

图 8-29 肿瘤切除后桥小脑角的神经和血管（左耳）
AN，展神经；
TN，三叉神经；
FN，面神经；
AICA，小脑前下动脉；
VA，椎动脉；
CN，蜗神经（断端）

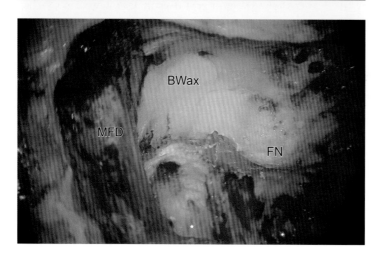

图 8-30 用骨蜡封闭鼓窦入口和前庭腔
BWax，骨蜡；
FN，面神经；
MFD，颅中窝硬脑膜

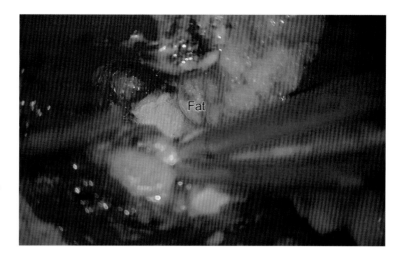

图 8-31　用长条状脂肪逐条
　　　　　填塞入脑膜缺损处，
　　　　　并充填整个术腔
　　　　　Fat，脂肪（腹壁）

※ 经迷路径路听神经瘤切除术相关视频

　视频 8-1　　　　视频 8-2　　　　视频 8-3

　视频 8-4　　　　视频 8-5

（二）经乙状窦后径路[①]

1. 经乙状窦后径路的应用解剖　　经乙状窦后径路骨窗的前界为乙状窦的前缘，上界为横窦的上缘。在乙状窦后缘、横窦下缘 0.5 cm 左右切开硬脑膜，进入桥小脑角，暴露肿瘤，磨除部分内听道后壁，然后进行肿瘤摘除。术中重要的解剖结构如下：

（1）横窦：位置高于外耳道口上壁的水平切线。

（2）颈静脉球：约 10% 的病例中，颈静脉球的位置可高达内听道下缘水平。磨除内听道后壁骨质过程中应注意防止大出血。术前通过 HRCT 检查确定其位置，如出现颈静脉球过高甚至达到肿瘤水平，则不能用乙状窦后径路。

（3）内听道：通过此径路暴露内听道必须磨除部分后壁。磨除后壁的范围受后半规管位置的限制，内听道外侧 3 ～ 4 mm 被后半规管阻挡。其他可能碰到或损伤的结构有内淋巴囊、前庭导水管、耳蜗导水管、上半规管与后半规管的总脚、前庭。

（4）后半规管及上半规管：后半规管平面与岩骨后缘平行，上半规管平面则与之垂直，在磨除内听道后壁的过程中注意避免损伤迷路结构。前庭导水管位于内听道的外侧，位置相对恒定，其外侧、上方即为上半规管与后半规管的总脚。但前庭导水管本身不易辨别，故可沿着内听道内硬脑膜以小号金刚钻逐渐向外向深部磨，直至隐约可见"蓝线"。

---

① 本部分编者：杨军。

（5）迷路气房：在部分气化程度较高的病例中，开放内听道后壁的过程中常将迷路气房开放。在关闭术腔前应用骨蜡封闭，防止术后发生脑脊液漏。

（6）桥小脑角：这一区域的前界为颞骨岩部的背面，上方为小脑幕，下方为颅后窝底。经乙状窦后径路在桥小脑角区最先见到的是突出于内听道外的听神经瘤。小脑前下动脉迂回于内听道区。在肿瘤前上方深面可见岩静脉和粗大的三叉神经，此处还常常可见小脑上动脉，前下方深面可见分叉状的后组颅神经，即舌咽神经、迷走神经、副神经、舌下神经。

2. 手术步骤

（1）体位要求：在放置并调试面神经监测仪及听觉监测仪后，患者仰卧位，头偏向健侧。在耳道口放置棉球，然后将耳郭向前拉，用宽胶布固定于面颊部，这样可以充分暴露耳后的术野，同时防止消毒液进入耳道。头部和颈肩部垫高，有利于暴露桥小脑角。

（2）具体步骤

【步骤1】　切口。距耳后 3 cm，乳突后缘与枕骨交界处做"S"形切口，向上达外耳道上壁上方 1 cm，向下至乳突尖后下方 1 cm（图 8-32）。向前翻起皮瓣，并固定。

【步骤2】　肌骨膜瓣。用电刀沿皮肤切口内侧切开肌骨膜层，切至骨表面。用电刀和骨膜剥离子向前分离，制备蒂在前的肌骨膜瓣。暴露乳突的范围向上约在颞线，向前达耳郭后沟，向下达乳突尖下方，向后达乙状窦后缘之后约 5 cm（图 8-33）。

【步骤3】　颅骨开窗。在乳突后缘、枕骨前缘、顶骨的下方开 4 cm×4 cm 的骨窗（图 8-34）。骨窗的前界为乙状窦前边缘，上界为横窦上边缘。用电钻逐步磨除骨窗的骨板，显露颅后窝硬脑膜（图 8-35）。接近硬脑膜时使用金刚钻，将骨质磨薄呈鸡蛋壳状，然后用剥离子或咬骨钳去除（图 8-36）。骨窗边缘开放的乳突气房，必须用骨蜡严密封闭，以防术后脑脊液耳鼻漏（图 8-37）。

【步骤4】　乳突导血管的处理。在切开肌骨膜瓣时，经常会遇到乳突导血管出血。乳突导血管的远端在肌肉内，用双极电凝烧灼止血。其近端在骨质内，用骨蜡填塞止血。钻磨骨窗的同时，将乳突导血管逐渐轮廓化，直至其汇入乙状窦。轮廓化接近血管时会出血，用双极电凝和止血纱布止血。最后，在汇入乙状窦处，将乳突导血管切断，反复烧灼其断端，防止出血（图 8-38）。

【步骤5】　切开硬脑膜。在切开硬脑膜前 15 ～ 30 min，可快速静脉滴注 20% 甘露醇 250 mL，以降低颅内压，或在计划的切口沿线将硬脑膜切开一小口（图 8-39），亦可将骨窗后份的硬脑膜切开一小口，引流脑脊液。以免切开硬脑膜时，小脑组织疝出，以及便于将小脑组织下压，暴露桥小脑角。

用双极电凝烧灼切口沿线的硬脑膜。用显微剪距乙状窦、横窦 0.5 ～ 1.0 cm 弧形剪开硬脑膜（图 8-40），避免损伤乙状窦和横窦。如遇硬脑膜切缘出血，随时用双极电凝止血。若遇乙状窦损伤，中等大的破口可用止血纱布填塞。将乙状窦后切缘的硬脑膜用脑膜缝线向前牵开，以扩大手术视野（图 8-41）。

【步骤6】　显露桥小脑角。进入桥小脑角之前，在小脑表面放置脑棉片。将脑棉片剪成 1cm 宽的条状，依次递进将小脑半球轻轻推向后内方，在脑棉片的保护下，吸出部分脑脊液，使小脑组织缓缓下陷（图 8-42），逐渐显露小脑延髓池。打开蛛网膜，放出脑脊液，以进一步降低颅内压，显露肿瘤（图 8-43），可不放脑压板。

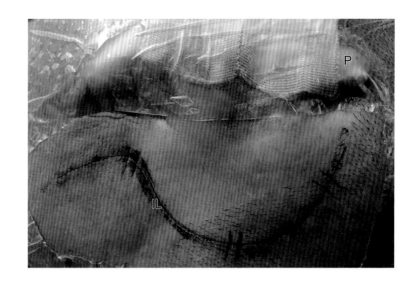

图 8-32　皮肤切口
　　　　　耳后 "S" 形切口
　　　　　P. 耳郭；
　　　　　IL. 切口标志线

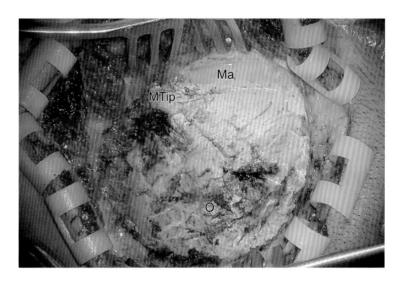

图 8-33　暴露乳突、枕后骨面
　　　　　肌骨膜瓣的蒂位于前
　　　　　方；用撑开器显露乳
　　　　　突及枕后骨面；切口
　　　　　边缘可用头皮夹止血
　　　　　MTip. 乳突尖；
　　　　　Ma. 乳突；
　　　　　O. 枕骨

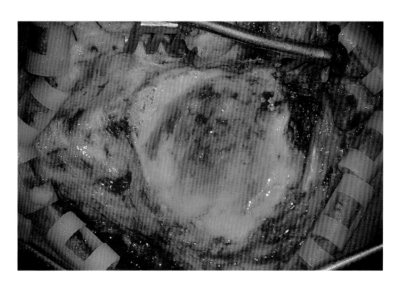

图 8-34　颅骨开窗的范围

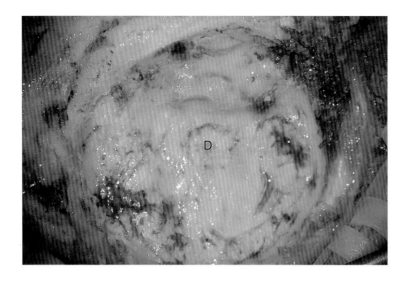

图 8-35 切除骨质，显露颅后窝硬脑膜
用电钻逐步磨除骨窗范围内的骨板，显露颅后窝硬脑膜
D，硬脑膜

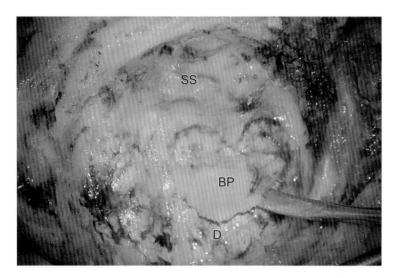

图 8-36 去除硬脑膜表面薄的骨质
接近硬脑膜时要使用金刚钻，将骨质磨薄呈鸡蛋壳状，然后用剥离子去除
BP，骨板；
D，硬脑膜；
SS，乙状窦

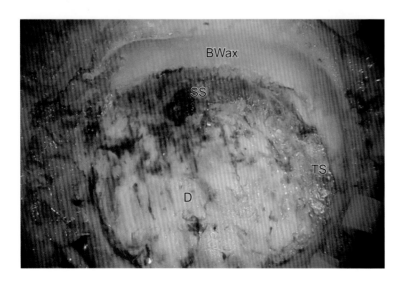

图 8-37 骨蜡封闭乳突气房
必须用骨蜡封闭骨窗边缘开放的乳突气房，防止术后脑脊液耳鼻漏；乙状窦和横窦清晰可见（左耳）
BWax，骨蜡；
SS，乙状窦；
TS，横窦；
D，硬脑膜

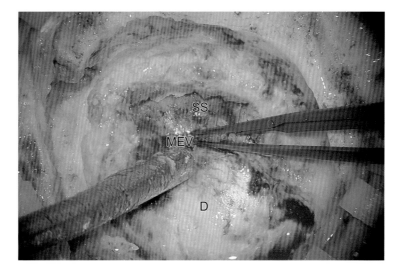

图 8-38 乳突导血管处理
用滴水双极电凝烧灼
汇入乙状窦处的乳突
导血管
SS，乙状窦；
MEV，乳突导血管；
D，硬脑膜

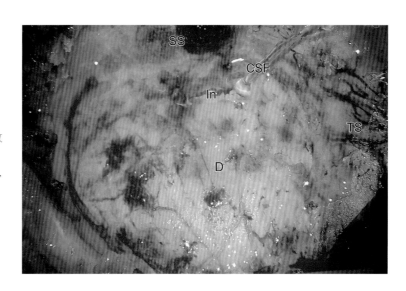

图 8-39 切开硬脑膜，释放
脑脊液
将硬脑膜切开一小口，
引流脑脊液
SS，乙状窦；
TS，横窦；
CSF，脑脊液；
In，切口；
D，硬脑膜

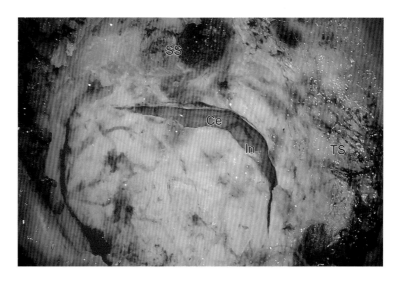

图 8-40 剪开硬脑膜
距乙状窦、横窦 0.5 ～
1.0 cm 弧形剪开硬脑
膜；注意勿损伤硬脑
膜下方的小脑组织
SS，乙状窦；
TS，横窦；
Ce，小脑；
In，切口

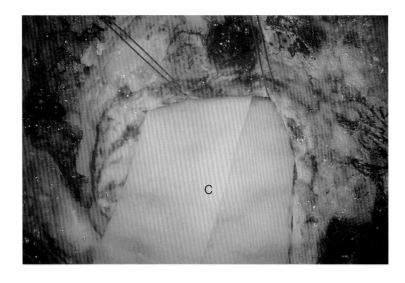

图 8-41 显示硬脑膜切口
　　　　将乙状窦后切缘的硬脑膜用脑膜缝线向前牵开，以扩大手术视野；操作时用脑棉片保护小脑
　　　　C，脑棉片

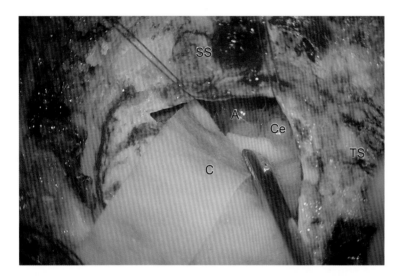

图 8-42 引流脑脊液
　　　　将脑棉片叠瓦状依次递进，一边吸出脑脊液，一边将小脑轻轻推向后内方，使小脑组织缓缓下陷
　　　　SS，乙状窦；
　　　　C，脑棉片；
　　　　Ce，小脑；
　　　　TS，横窦；
　　　　A，蛛网膜

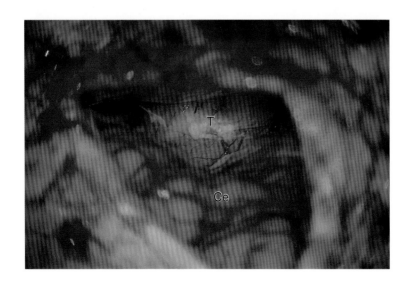

图 8-43 显露桥小脑角肿瘤轮廓
　　　　打开蛛网膜，放出脑脊液，显露肿瘤
　　　　T，肿瘤；
　　　　Ce，小脑

【步骤 7】　　肿瘤后下极可见前庭上神经及其前方的面神经（图 8-44）。在肿瘤前上方深面可见三叉神经及岩静脉（图 8-45）。如岩静脉影响肿瘤切除，则应电凝、剪断，以免切除肿瘤时牵拉而损伤，导致血管收缩、断端找不到，此时止血将很困难。

【步骤 8】　　摘除桥小脑角区肿瘤。用双极电凝在肿瘤表面做环形烧灼，以减少肿瘤摘除时的出血。在环形范围内切开被膜，进入肿瘤包囊内（图 8-46）。然后在肿瘤包囊内分块摘除肿瘤、缩小肿瘤体积，再将肿瘤与周围组织分离。在看清肿瘤周边界线及与周围血管、神经毗邻关系的情况下，逐块切除肿瘤包囊。注意周围的面神经、岩静脉、小脑前下动脉、脑干的外侧面及后组颅神经，切勿损伤。

【步骤 9】　　打开内听道后壁。在岩骨背面以"工"形切开骨膜，将骨膜瓣向上、下翻开，暴露内听道后壁骨质（图 8-47），用金刚钻磨除部分后壁直至显露内听道内硬脑膜（图 8-48）。在钻磨过程中，先在小脑表面和内听道的下方垫 1～2 块明胶海绵，以免骨粉进入并积淀在这些部位。注意勿损伤后半规管和高位的颈静脉球，否则将造成听力下降和大量出血。该部位一旦出血，止血较为困难。

【步骤 10】　　切开内听道内硬脑膜（图 8-49）。此时，要特别注意面神经常位于内听道的前上方且被挤压在瘤体与骨壁之间，呈扁平状或丝状，易被损伤断离，应依据面神经监测仪准确定位。

【步骤 11】　　切除内听道肿瘤（图 8-50）。内听道内的肿瘤应以由内向外的方向摘除。由于内听道底不能显露，可用 70° 内镜辅助下检查有无肿瘤残留。肿瘤切除后可见完整的面神经和蜗神经（图 8-51）。神经表面的出血不能用双极电凝烧灼，只能用止血纱布敷贴止血。

【步骤 12】　　关闭术腔。彻底止血，用温 0.9% 氯化钠注射液反复冲洗，以确定术腔无活动性出血。内听道后壁若有气房暴露，需要用骨蜡封闭，以防止脑脊液耳鼻漏（图 8-52）。骨质缺损处取小块脂肪填塞（图 8-53），脂肪块不能太大，否则会压迫内听道内的面神经。将岩骨背面骨膜瓣盖在脂肪上，然后浇注生物胶（图 8-54）。

将颅后窝硬脑膜切口严密对位缝合（图 8-55）。缝合后如仍有脑脊液溢出，取小块肌肉或结缔组织塞入溢口内，直至无脑脊液漏出。取腹部脂肪覆盖骨窗（图 8-56），用生物蛋白胶固定。将耳后肌骨膜瓣和皮瓣对位缝合，局部加压包扎。

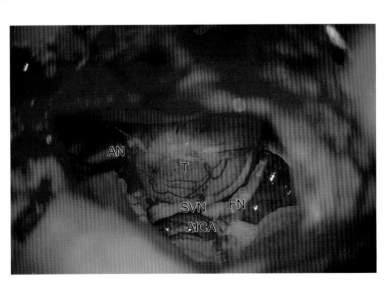

图 8-44　定位面神经
　　　　肿瘤后下极可见前庭
　　　　上神经及其前方的面
　　　　神经
　　　　AN. 展神经；
　　　　FN. 面神经；
　　　　T. 肿瘤；
　　　　SVN. 前庭上神经；
　　　　AICA. 小脑前下动脉

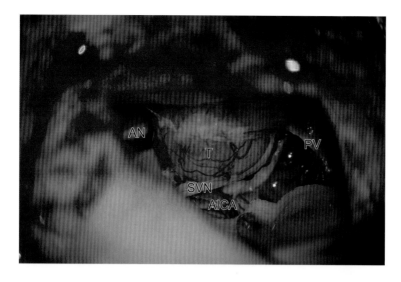

图 8-45 在肿瘤前上方深面
可见岩静脉
AN，展神经；
T，肿瘤；
SVN，前庭上神经；
AICA，小脑前下动脉；
PV，岩静脉

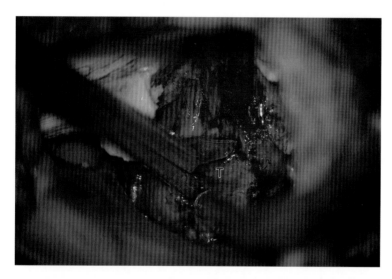

图 8-46 肿瘤囊内切除
T，肿瘤

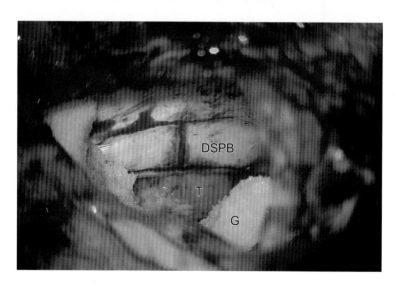

图 8-47 "工"形切开岩骨背
面的骨膜
将骨膜瓣向上、下翻
开，暴露内听道后壁
骨质
T，肿瘤；
G，明胶海绵；
DSPB，岩骨背面

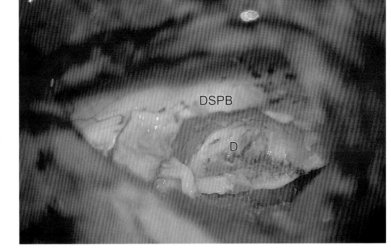

图 8-48 磨开内听道后壁
于小脑表面和内听道
的下方垫 1～2 块明
胶海绵，用金刚钻磨
除部分后壁直至显露
内听道内硬脑膜
D. 硬脑膜；
DSPB，岩骨背面

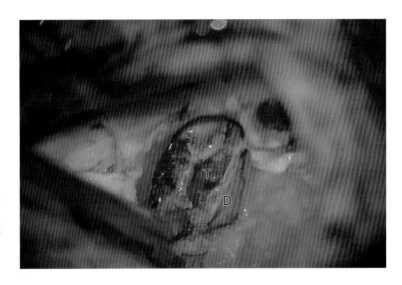

图 8-49 切开内听道内硬脑膜
T，肿瘤；
D. 硬脑膜

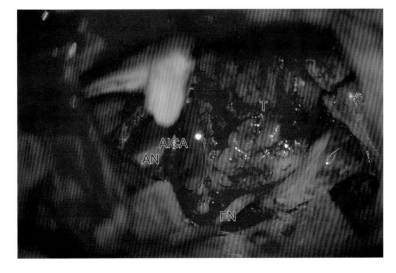

图 8-50 切除内听道内的肿瘤
T，肿瘤；
AICA，小脑前下动脉；
AN. 展神经；
FN. 面神经

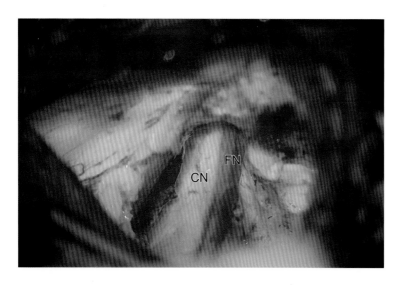

图 8-51 肿瘤切除后可见完整的面神经和蜗神经
FN，面神经；
CN，蜗神经

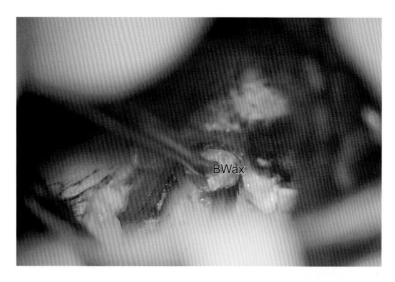

图 8-52 用骨蜡封闭开放的内听道后壁气房防止术后脑脊液耳鼻漏
BWax，骨蜡

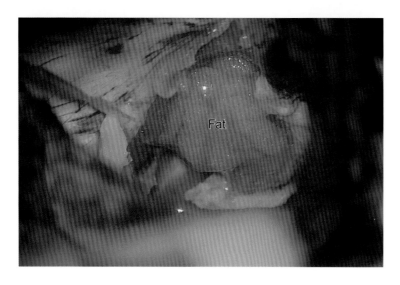

图 8-53 用小块脂肪填塞内听道后壁骨质缺损处
Fat，脂肪（腹壁）

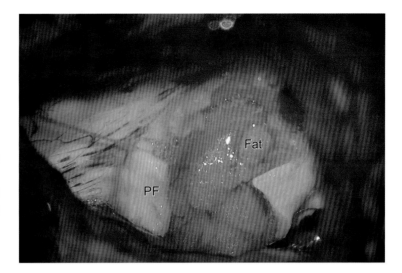

图 8-54 复位骨膜瓣，浇注
生物胶
将岩骨背面"工"形
切开的骨膜瓣盖在脂肪
上，然后浇注生物胶
Fat，脂肪（腹壁）；
PF，骨膜瓣

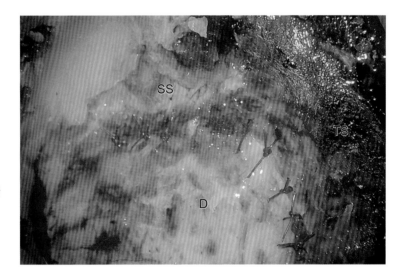

图 8-55 严密对位缝合颅后
窝硬脑膜切口
SS，乙状窦；
TS，横窦；
D，硬脑膜

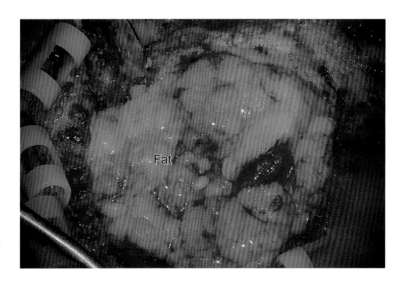

图 8-56 用腹部脂肪覆盖骨窗
Fat，脂肪（腹壁）

※ 经乙状窦后径路听神经瘤切除术相关视频

视频 8-6

视频 8-7

视频 8-8

视频 8-9

视频 8-10

视频 8-11

视频 8-12

（三）经颅中窝径路[①]

1. 经颅中窝径路的应用解剖　　在经颅中窝径路中，于颞骨鳞部开窗，暴露颅中窝底，在颞骨岩部上表面定位内听道，打开内听道上壁，暴露肿瘤。术中重要的解剖结构如下：

（1）颞骨岩部前上面：颞骨岩部为三棱锥形骨，在经颅中窝径路中抬起颞叶硬脑膜后即可暴露其前上面。该区域的外界为颞骨鳞部与岩部的衔接区，骨质向上弯曲呈穹隆状，部分病例此区骨质中含有气房。前界为蝶骨大翼，内侧有棘孔，有脑膜中动脉穿行，后界为岩骨上缘。此处岩上窦与骨质粘连紧密，较易引起出血。在这一三角形区域中，可见以下结构。

1）岩静脉：附着于后方骨质，走行及分支情况个体差异较大，且部分病例岩静脉与三叉神经关系密切。分离后部时可能引起该静脉出血。

2）弓状隆起与上半规管：弓状隆起位置较恒定，但由于岩骨气化程度不一而隆起程度有差异，且颅底多骨性突起而导致局部凹凸不平。在超过 15% 的病例中，不能准确辨认弓状隆起。一般认为上半规管顶位于弓状隆起的最高处，但 48% 的病例中，其位于弓状隆起的前方，由于骨质内气化程度差异，两者间距离并不是十分恒定。在手术过程中，磨出上半规管"蓝线"是准确判断上半规管位置的唯一途径，但由于上半规管壶腹与内听道底很近，故在打开内听道底时，应防止误将壶腹开放。

3）内听道区：位于弓状隆起内侧的骨质下方，此处骨质较为致密，呈白色。内听道的上方骨壁从内向外逐渐变薄，即内侧的内听道口比外侧的内听道底位置更深。

内听道与上半规管之间的角度不恒定，为 34°～75°，平均 52°，而内听道与岩浅大神经之间的角度较为恒定，为 35°～55°，平均 45°。

内听道底与许多重要结构关系密切，后方邻近前庭和上半规管、外半规管的壶腹，前方是膝状神经节和耳蜗，而内听道口的前后较宽阔，没有重要结构。打开内听道上壁，可见外前为面神经，外后为前庭上神经。在内听道底，垂直嵴将面神经与前庭上神经分开，是术中定位面神经的标志。

4）面神经管裂孔及岩浅大神经：内听道区的前内侧可见面神经管裂孔，其外侧有副裂

[①] 本部分编者：陈穗俊。

孔。面神经的分支岩浅大神经、岩浅小神经及岩深神经穿过这些裂孔。值得注意的是，膝状神经节的上方骨质可能完全缺损（5% ～ 15% 的病例），而岩浅大神经出面神经管裂孔后走行于颅骨表面之岩浅大神经沟，其上方常无骨质覆盖，与硬脑膜黏附紧密，分离时应注意保护。

5）定位鼓室天盖：在弓状隆起的外方，即为鼓室的上壁。磨开骨质可见锤骨头和砧骨体。

6）岩骨内气房：岩骨的气化程度变异较大，可能影响以上结构的解剖位置。当气化不全或气化程度很低时，上述结构可能在岩骨内的位置更表浅，即岩骨上壁很薄。相反地，当岩骨气化程度较高时，膨大的气房可能取代上半规管成为弓状隆起的最高点，上半规管的位置也可能出现较大变异。内听道位置相对较深，内听道底不易暴露。另外，内听道上壁可能较厚，将导致术中沿此径路磨除上壁骨质后到达内听道时容易靠内侧。

7）颈内动脉水平段：颈内动脉与岩骨关系最密切的是水平段。此动脉由后向前，由外向内，并略向上行进。因此，此动脉逐渐接近岩骨的前上面。颈内动脉与内听道间被耳蜗和膝状神经节分开。

8）耳蜗：内听道的前内侧即为耳蜗底转，开放内听道上壁时，如果过于靠近岩浅大神经，很容易损伤耳蜗，造成术后感音神经性聋。

（2）颅中窝前部外侧：由颞骨鳞部反折形成，内侧则主要由蝶骨大翼构成。此区域虽在颅中窝径路中一般不涉及，但包含许多重要结构。最前方，三叉神经上颌支经由圆孔出颅；略向后方，卵圆孔内穿行下颌神经；再向后，有脑膜中动脉，其穿行棘孔入颅，周围有丰富的静脉丛。上、下颌神经和脑膜中动脉形成一个纵向的屏障，对其内侧颈内动脉和海绵窦起到保护作用。此处颈内动脉一般位于棘孔后内侧 2 ～ 3 cm，经过短而迂回的虹吸段后穿入海绵窦段。

2. 手术步骤

（1）体位要求：在放置并调试面神经监测仪及听觉监测仪后，患者仰卧位，头偏向健侧。消毒铺巾，在耳道口放置棉球，术者坐在头侧。

（2）具体步骤

【步骤 1】 切口。切口自耳屏与颞浅动脉之间开始，垂直向上，稍转向后，然后再弧形向前，长 7 ～ 8 cm，注意尽量勿损伤颞浅动脉主干。切开皮肤、皮下组织，直至颞肌筋膜，用头皮夹固定。分离皮肤和皮下组织瓣，然后用自动牵开器撑开（图 8-57）。

【步骤 2】 在撑开后的皮肤切口后边缘，用电刀纵向切开颞肌，直达颞骨鳞部骨面，用剥离子分离肌骨膜瓣，向下达颞线（图 8-58）。此时可开始静脉滴注 20% 甘露醇。

【步骤 3】 骨窗。在颞骨鳞部开一长方形 3 cm×4 cm 的骨窗（前后为 3 cm，上下为4 cm）。以骨性外耳道为标志，骨窗的 2/3 位于外耳道之前，1/3 位于外耳道之后。骨窗下缘应在颞线和颧弓基底水平，此处接近或平颅中窝底，且垂直于颞线（图 8-59）。颅骨切开可用小切割钻，靠近硬脑膜时用金刚钻，以免损伤硬脑膜。颅骨切开的骨瓣应周边整齐，以备术毕回纳。将骨瓣从硬脑膜上分离（图 8-60、图 8-61），硬脑膜如有出血，用双极电凝止血。骨窗边缘骨嵴可用咬骨钳修平，骨窗边缘的出血用骨蜡止血。将骨窗下方向两侧稍呈弧形扩大形成一"葫芦"形，以扩大视野，便于分离止血（图 8-62、图8-63）。

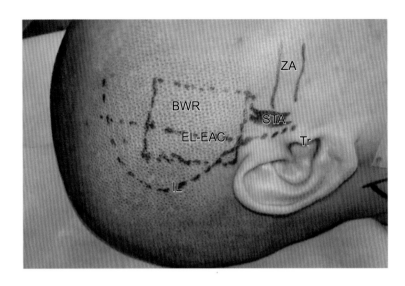

图 8-57　切口标志线及重要标志体表投影
ZA，颧弓；
STA，颞浅动脉；
Tr，耳屏；
BWR，骨窗范围；
EL-EAC，外耳道上延线；
IL，切口标志线

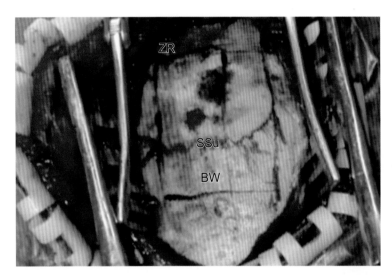

图 8-58　暴露颞骨鳞部及颧弓根
ZR，颧弓根；
SSu，鳞状缝；
BW，骨窗

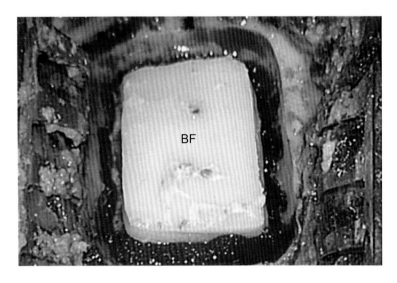

图 8-59　颞骨鳞部颅骨开窗
骨窗前后为 3 cm，上下为 4 cm，注意不要损伤硬脑膜
BF，骨瓣

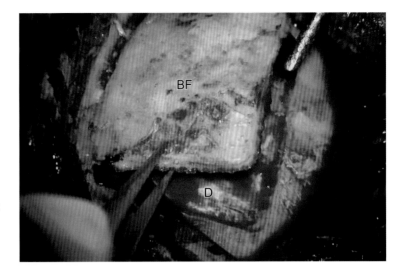

图 8-60　将骨瓣从硬脑膜上
　　　　　分离
　　　　　BF. 骨瓣；
　　　　　D. 硬脑膜

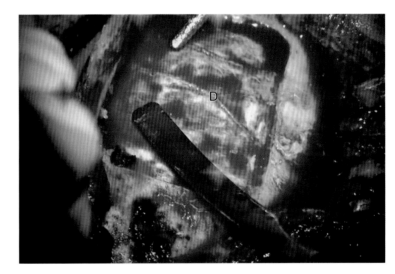

图 8-61　将骨板从硬脑膜表
　　　　　面分离后，可见硬
　　　　　脑膜表面有渗血
　　　　　D. 硬脑膜

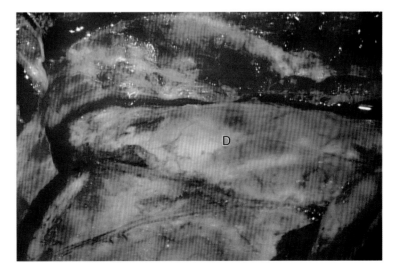

图 8-62　进一步扩大骨窗下方
　　　　　将骨窗下方向两侧稍呈
　　　　　弧形扩大以扩大视野
　　　　　D. 硬脑膜

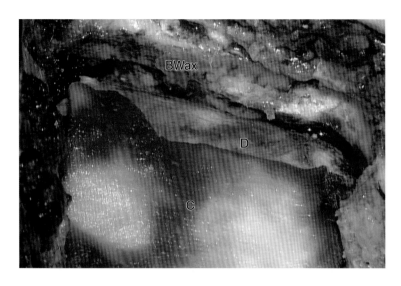

图 8-63　硬脑膜表面止血
用骨蜡封闭骨窗边缘
开放的气房
BWax, 骨蜡;
C, 脑棉片;
D, 硬脑膜

【步骤 4】　暴露颅中窝硬脑膜。沿颞骨的上边缘交替使用剥离子、吸引器、双极电凝将硬脑膜与骨面分离，并向内依次推进（图 8-64、图 8-65）。硬脑膜的分离应从后向前，以避免牵拉岩浅大神经而损伤面神经。将颞骨岩部背面、颅中窝硬脑膜由外向内轻轻翻起，向内达岩上窦，向后充分显露弓状隆起，向前可达三叉神经第三支，但脑膜中动脉通常作为前界。此时硬脑膜表面的脑膜中动脉及其周围静脉丛极易出血，可用双极电凝止血并填塞止血纱布，但功率不能太大，否则会损伤硬脑膜，如有损伤则需要用硬脑膜丝线缝合，以防出现颞叶脑组织疝，如果有必要可切断脑膜中动脉。

【步骤 5】　暴露颞骨岩部上面。此时需要用颅中窝硬脑膜牵引器将颞叶从外向内抬起，牵引器的左右支撑脚置于骨窗上下游离缘与硬脑膜之间（图 8-66），注意勿损伤硬脑膜。

【步骤 6】　辨认内听道。显露岩部上面之后可以根据岩上窦、弓状隆起、棘孔（脑膜中动脉）和岩大浅神经沟等标志来定位面神经和内听道。注意在暴露这些解剖标志的同时，该区域的血管极易出血，如岩上窦，切勿损伤，一旦损伤需要用双极电凝或止血纱布填塞于静脉窦腔内。

内听道的辨认大致有四种方法：House 法、Fisch 法、Sanna 法、听骨法。

（1）House 法：先辨认岩浅大神经，循岩浅大神经到膝状神经节、面神经迷路段、内听道底，然后再磨去内听道上壁的其余部分（图 8-67）。

（2）Fisch 法：先辨认上半规管，轮廓化并显露其"蓝线"，在膜迷路上方保留薄骨片。向前与上半规管壶腹末端成不超过 60° 夹角的区域为内听道（图 8-68）。

（3）Sanna 法：改良自 Garcia-Ibanez 法。先辨认弓状隆起和岩浅大神经，它们之间夹角的平分线为内听道区域（请扫二维码参阅示意图）。

（4）听骨法：如未能寻及明确标志，也可尝试先于颞骨靠外侧磨开上鼓室天盖骨质，暴露锤骨及砧骨，再于前内侧寻找内听道。

【步骤 7】　开放内听道。内听道的开放从岩上窦水平的内听道口开始，这里没有重要的结构。一旦找到内听道口，即循内听道硬脑膜向外侧磨开，到达内听道底。钻磨的方向应与内听道平行。在内听道口水平，将内听道 3/4 的周径轮廓化，并与颅中窝硬脑膜相连，

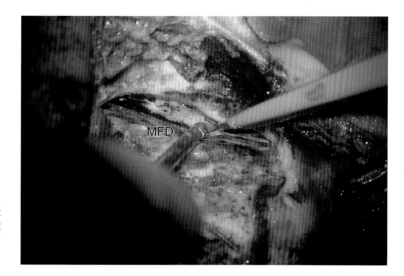

图 8-64 逐步分离硬脑膜
　　　　交替使用剥离子、吸
　　　　引器、双极电凝分离
　　　　硬脑膜，注意止血
　　　　MFD，颅中窝硬脑膜

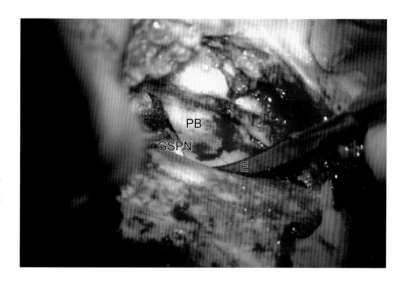

图 8-65 分离硬脑膜
　　　　逐步将硬脑膜从岩骨
　　　　上面分开，注意勿损
　　　　伤岩浅大神经
　　　　GSPN，岩浅大神经；
　　　　E，剥离子；
　　　　PB，岩骨

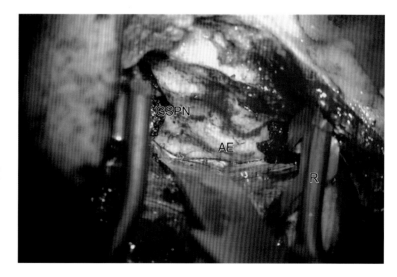

图 8-66 显露颅中窝底，颞
　　　　骨岩部上面
　　　　GSPN，岩浅大神经；
　　　　AE，弓状隆起；
　　　　R，牵开器（颅中窝
　　　　硬脑膜牵开器）

而在内听道底仅磨除内听道的上壁。最后，仅有一层薄骨片覆盖在内听道表面（图 8-69）。然后用钩针及刮匙去除薄骨片（图 8-70）。在内听道底辨认横嵴，后者将面神经与前庭上神经分开。在内听道之后的颅后窝硬脑膜切开一小口，引流脑脊液（图 8-71）。

【步骤 8】　肿瘤切除。用面神经监测仪在内听道前方辨识面神经，于远离面神经走行处，内听道稍靠后方切开硬脑膜，与之前的小口相延续，将硬脑膜瓣向两侧翻开，暴露肿瘤（图 8-72），注意不要损伤前方的面神经。在内听道底先定位面神经，剪断内听道底的前庭上神经，然后将肿瘤与面神经及蜗神经分离，分次切除肿瘤（图 8-73）。肿瘤完全切除后仔细检查内听道结构，严密止血（图 8-74～图 8-76）。

【步骤 9】　关闭术腔。充分止血，用温 0.9% 氯化钠注射液冲洗，用取好的颞肌筋膜覆盖内听道表面，再用生物蛋白胶浇注、固定（图 8-77、图 8-78）。鼓室天盖和面神经膝状神经节处有骨质缺损时也需要用筋膜严密封闭，防止术后发生脑脊液耳鼻漏。骨瓣复位，为防止移位，可在骨瓣前后及上游离缘、骨窗周边相对应处电钻钻孔，用钛板、钛钉固定（图 8-79）。依次缝合颞肌、皮肤，局部加压包扎。

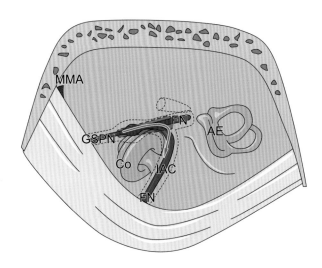

图 8-67　House 法定位内听道示意图
MMA，脑膜中动脉；
GSPN，岩浅大神经；
FN，面神经；
Co，耳蜗；
AE，弓状隆起（对应上半规管）

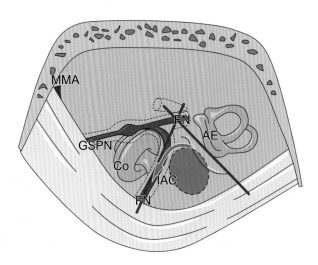

图 8-68　Fisch 法定位内听道示意图
MMA，脑膜中动脉；
GSPN，岩浅大神经；
FN，面神经；
Co，耳蜗；
IAC，内听道；
AE，弓状隆起（对应上半规管）

Sanna 法定位内听道示意图

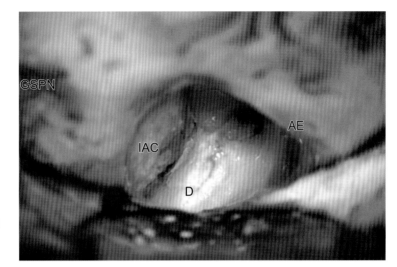

图 8-69　磨开内听道顶壁
　　　　GSPN，岩浅大神经；
　　　　IAC，内听道；
　　　　D，硬脑膜（颅后窝
　　　　硬脑膜）；
　　　　AE，弓状隆起

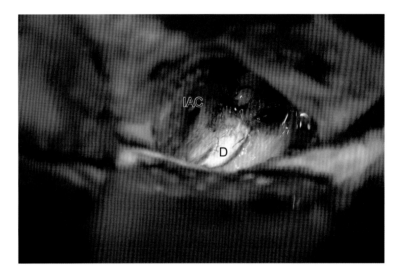

图 8-70　显露硬脑膜
　　　　去除内听道顶壁薄层
　　　　骨壁，暴露内听道硬
　　　　脑膜
　　　　IAC，内听道；
　　　　D，硬脑膜（颅后窝
　　　　硬脑膜）

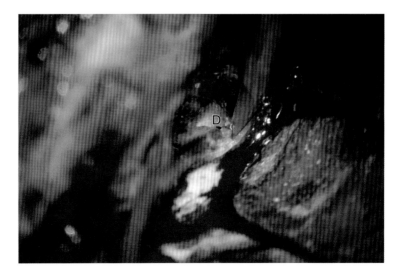

图 8-71　切开硬脑膜，释放
　　　　脑脊液
　　　　在内听道之后的颅后
　　　　窝硬脑膜切开一小口，
　　　　引流脑脊液
　　　　D，硬脑膜

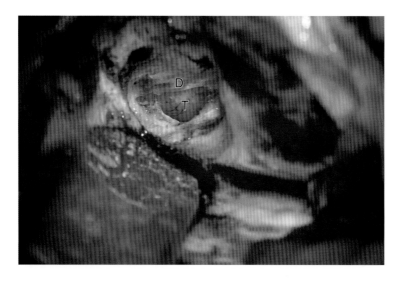

图 8-72　暴露内听道内的肿
　　　　　瘤组织
　　　　　D. 硬脑膜；
　　　　　T. 肿瘤

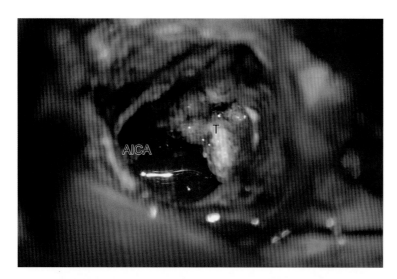

图 8-73　分次切除肿瘤
　　　　　AICA. 小脑前下动脉；
　　　　　T. 肿瘤

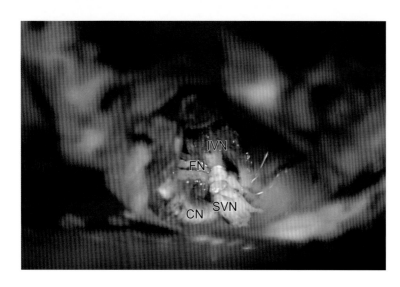

图 8-74　显示肿瘤完全切除
　　　　　后的内听道结构
　　　　　FN. 面神经；
　　　　　CN. 蜗神经；
　　　　　IVN. 前庭下神经；
　　　　　SVN. 前庭上神经

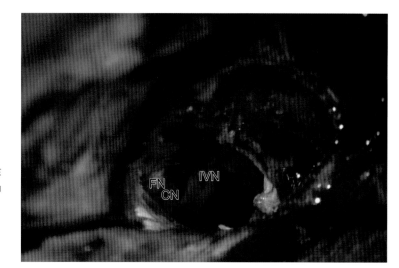

图 8-75　显示肿瘤完全切除
　　　　　后的面神经、蜗神
　　　　　经、前庭下神经
　　　　　FN，面神经；
　　　　　CN，蜗神经；
　　　　　IVN，前庭下神经

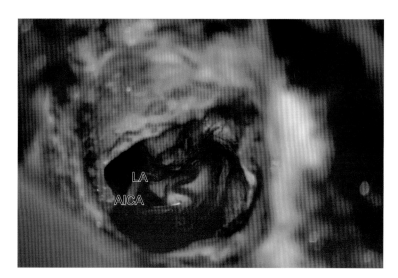

图 8-76　肿瘤完全切除后的
　　　　　术腔状况
　　　　　AICA，小脑前下动脉；
　　　　　LA，迷路动脉

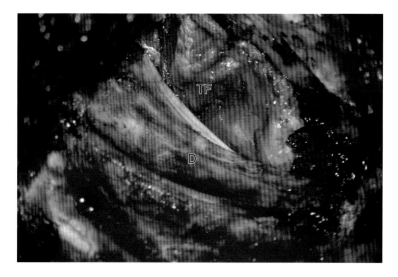

图 8-77　用取好的颞肌筋膜
　　　　　覆盖内听道表面
　　　　　TF，颞肌筋膜；
　　　　　D，硬脑膜

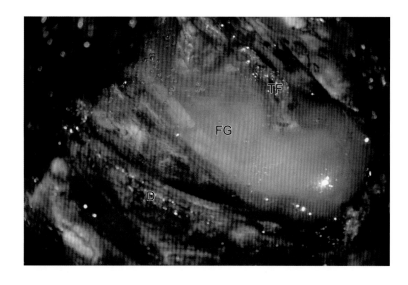

图 8-78　用生物蛋白胶浇注、固定
TF，颞肌筋膜；
D，硬脑膜；
FG，生物蛋白胶

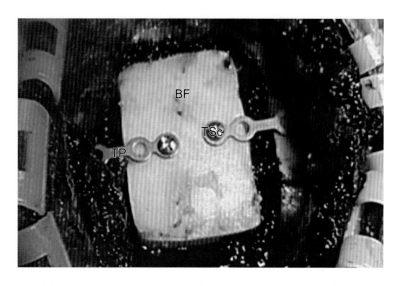

图 8-79　骨瓣复位，用钛板、钛钉固定
BF，骨瓣；
TP，钛板；
TSc，钛钉

※ 经颅中窝径路听神经瘤切除术相关视频

视频 8-13

视频 8-14

视频 8-15

视频 8-16

三、手术要点

1. 肿瘤切除　听神经瘤切除术不同于其他手术，肿瘤邻近极为重要的结构，因此肿瘤切除的同时应该保护这些结构。由于肿瘤是良性的，因此可以囊内切除、分块切除。

（1）切除肿瘤之前，在持续吸引、冲洗下，用双极电凝烧灼肿瘤表面，特别是血管丰富的肿瘤，以减少肿瘤包囊被打开时的出血。

（2）肿瘤通常被双层的蛛网膜包被。在摘除肿瘤之前，发现这个蛛网膜平面很重要。停留在蛛网膜平面可确保脑膜内的神经、血管结构免受损伤，避免出血。

（3）切除肿瘤时需要的器械不多，如显微剥离子、双极电凝镊、Brackmann 吸引器头、神经钩针、面神经监护仪探针。

（4）肿瘤切除时，必须用温 0.9% 氯化钠注射液持续地吸引、冲洗术野，以清除血液和血凝块，保持视野清晰。冲洗也使脑组织保持在较生理性的环境中。

（5）在切开蛛网膜、切割肿瘤表面时，必须用双极电凝烧灼，以避免出血。如果切缘回缩到蛛网膜下腔，则可能很难找到并控制出血。

（7）来源于重要动脉（如小脑前下动脉）的肿瘤小血管应首先被电凝，然后切断。双极电凝必须沿肿瘤血管烧灼一个较长的节段，在切断之前应确认血管完全闭合。

（8）除了小肿瘤以外，囊内切除是肿瘤摘除的第一步。肿瘤的核心区出血可用双极电凝控制，或者用止血纱布填塞，这样术者就可以继续其他区域的工作而不担心此处出血。

（9）肿瘤较大时，不要盲目地分离藏在肿瘤后面的结构。囊内切除之后再分离周围结构。到最后，肿瘤的体积已经大大缩小，囊壁还留在面神经、脑干、血管结构表面。此时将囊壁推向一边，肿瘤与这些结构的界线就很清楚，可以完全摘除。

（10）分离肿瘤和神经时应锐性分离，尽可能少牵拉面神经或蜗神经。

2. 囊内切除　　先进行肿瘤囊内切除以进行肿瘤减压，再将肿瘤与周边结构分离，以降低损伤周围结构的风险，该技术是听神经瘤切除术的基本原则。

3. 保护颅内血管、脑干　　涉颅手术均需要尽可能不损伤颅内血管，包括动脉和静脉，以保护脑功能，即使是血管痉挛也可能导致术后功能障碍。因此手术操作需要轻柔、小心，避免损伤血管。脑干是生命中枢，如果肿瘤与脑干粘连紧密，可残留少量与脑干紧密粘连的肿瘤组织，以保证患者的生命安全。需先电凝肿瘤表面的血管后再分离肿瘤，以免出血。术毕要恢复颅内压、彻底止血，预防术后颅内出血。

4. 避免脑脊液漏　　脑脊液漏是颅内与颅外交通的结果，这些腔隙可能导致颅内感染，必须予以消除。经迷路径路、乙状窦后径路和颅中窝径路需封闭开放的气房、封闭硬脑膜切口，封堵所有可能导致脑脊液漏的通道。

5. 避免颅内感染　　严重颅内感染可以危及生命，如果患者有中耳炎等感染病灶，应首先手术清除中耳病变后再择期行听神经瘤切除术，避免造成颅内感染。手术应严格执行无菌操作，而且需要应用抗生素预防颅内感染。

6. 保护面神经　　面神经功能的保护是听神经瘤切除术中的一项重要内容，面瘫会严重影响患者的术后生活质量。面神经的保护包括面神经结构的保留和面神经血供的保留两方面。当肿瘤与面神经紧密粘连时，为了保留面神经功能，可以残留少量与面神经粘连的肿瘤组织。如果面神经离断，可通过改道吻合、面神经移植、面神经-舌下神经吻合等方式重建面神经功能。术前面神经功能检查可发现潜在的面神经功能障碍，术中面神经功能监测可提示面神经功能的保留和预后。

7. 保护蜗神经　　听神经瘤切除术在保障生命、保护面神经功能的基础上，针对有实用听力的患者提出了更高的要求，即保留听力。虽然采用经颅中窝径路、乙状窦后径路等以期保留实用听力的手术方式，但保留实用听力的比例并不高。因为保留实用听力不仅需要保证蜗神经结构的完整，还需要保证神经的血供，这点很难做到。

第四节　围手术期处理与术后并发症

一、围手术期处理

1. 术前准备　　除一般的术前准备以外，听神经瘤术前应做肿瘤相关的评估，包括颞骨 HRCT、颅脑增强 MRI、听力学、面神经功能、前庭功能、后组颅神经功能评估，以了解肿瘤大小、与周围结构的关系、神经功能受损情况等。

2. 术中处理

(1) 麻醉并保持术中生命体征平稳，开颅前进行降颅内压处理。

(2) 术中监测面神经、蜗神经、后组颅神经功能，为术者提供信息。

(3) 术中涉颅操作尽可能轻柔，减少颅内刺激，以减少术后并发症。

(4) 术中应用抗生素预防颅内感染。

(5) 术毕充分止血，封闭脑脊液漏潜在通道。

3. 术后处理

(1) 观察和监测生命体征，发现异常及时处理。

(2) 术后入 ICU 观察 1 d。

(3) 术后行影像学检查，术后 6 h 常规进行头部 CT 检查，以排除颅内出血等异常。

(4) 伤口加压包扎，预防脑脊液漏。

(5) 药物治疗，给予抗生素预防感染、激素减轻脑水肿、甘露醇降颅内压，以及止晕、止吐、抑制胃酸和营养支持治疗，同时给予针对基础疾病的各种治疗。

二、术后并发症

听神经瘤切除术后并发症包括手术导致的并发症、全麻导致的并发症、术后卧床导致的并发症等。

1. 出血　　术中损伤肿瘤周围的动脉和（或）静脉、止血不彻底可导致颅内出血。肿瘤摘除完毕，用温 0.9% 氯化钠注射液反复冲洗术腔，观察有无出血。通过监测生命体征、术后 6 h 复查头部 CT 可及时发现颅内出血等病变，及时采取治疗措施。少量出血可待自行吸收，大量出血需及时行再次手术。

2. 感染　　颅内感染是严重并发症，有感染可能时应避免使用脂肪填塞术腔，可使用有血供的肌肉组织填塞术腔以抵抗感染，使用抗生素以预防颅内感染。已发生颅内感染时需要及时治疗，具体措施包括足量、敏感的抗生素等。

3. 脑脊液漏　　术腔封闭不严时脑脊液可通过皮肤、咽鼓管、外耳道漏出，增加颅内感染机会。术中应严密封闭所有脑脊液可能漏出的出口，并持续加压包扎伤口以预防脑脊液漏。少量脑脊液漏可通过降低颅内压、腰穿持续引流等方式处理，严重的脑脊液漏需再次手术封堵漏口。

4. 面瘫　　听神经瘤切除术中面神经功能的保留是重要的一环，包括尽量保留面神经结构的完整和面神经的血管供应系统，必要时可遗留薄层与面神经粘连紧密的肿瘤组织以保护面神经功能。如果术中面神经结构不能完整保留，可通过面神经改道吻合、面神经移

植和面神经 – 舌下神经吻合等方式重建面神经功能。

5. **听力下降** 听神经瘤切除术应尽量保护患者实用听力，如果患者已无实用听力或肿瘤过大则可牺牲听力，以期达到肿瘤全切和面神经功能保护。经颅中窝径路和乙状窦后径路有可能保存听力，可通过术中监测评估听力保留情况。保留听力不仅需要保留蜗神经的结构完整，还需要保留神经的血液供应。

6. **脑水肿、颅内压增高** 手术刺激等可引起脑水肿、颅内压增高，术后早期通过甘露醇降低颅内压、减轻脑水肿。严重脑水肿、颅内压增高需去除骨瓣减压。

7. **后组颅神经功能障碍** 听神经瘤较大时手术可能损伤后组颅神经，导致后组颅神经功能障碍。可通过功能锻炼、康复锻炼等方式改善功能。

8. **肺炎** 术后长时间卧床或本身有肺部基础疾病的患者，术后易发生肺炎。咳嗽等可使颅内压增高，增加发生脑脊液漏的风险。术后应尽早下床活动、翻身拍背、进行雾化，以利于肺部分泌物排出。

9. **下肢静脉血栓、肺栓塞** 术后长时间卧床，活动减少、血流减慢，易形成下肢静脉血栓，血栓脱落可导致肺动脉栓塞。可通过早期下床活动、穿弹力袜、主动或被动活动腿部等方法预防下肢静脉血栓的发生。

第五节 小结与展望

听神经瘤是颅内较常见的良性肿瘤，彻底清除病变的同时，最大限度地保留功能或进行功能重建、提高患者的生活质量是听神经瘤治疗的目标，即在保证生命安全的情况下，尽可能彻底切除肿瘤，保留面神经功能，部分患者还可保留听功能。对术后面瘫和耳聋的患者可分别通过面神经重建、人工耳蜗、脑干植入等方式改善功能。术后的前庭康复也非常重要。

双侧听神经瘤一般是由于 *NF2* 基因突变导致，手术可能导致双侧听力丧失、平衡功能障碍。唯一听力耳的听神经瘤处理也存在同样的问题，较为棘手。分子靶向药物已尝试用于 *NF2* 基因突变患者，但作用有限。对于 *NF2* 基因突变的诊治还有更多工作。

听神经瘤的诊治需要多学科合作、个体化治疗。耳科和神经外科医师在听神经瘤的诊疗中各有优势，耳科医生熟悉颞骨解剖，有利于面神经和蜗神经的保留；神经外科医生熟悉颅脑内解剖操作，对于体积较大和对脑部压迫明显的听神经瘤处理更有优势。如果一位医生同时具备耳科和神经外科的培训背景，无疑是最佳的选择。总之，团队中的每位成员均应了解整个诊治流程和操作，达到个体化诊疗，为患者提供最好的治疗。

（夏 寅 杨 军 陈穗俊 严旭坤）

本章参考文献

蔡林彬, 杨军, 2019. 弥散张量成像应用于听神经瘤患者术前面神经定位可行性的初步研究. 听力学及言语疾病杂志, 27(4): 370-373.

胡凌翔, 吴皓, 杨军, 等, 2010. 听神经瘤患者术中面神经刺激阈与术后早期面神经功能的关系. 听力学及言语疾病杂志, 18(6): 531-533.

黄琦, 范宇琴, 吴皓, 等, 2010. 听神经瘤手术中面神经的保护和修复. 听力学及言语疾病杂志, 18(6): 534-538.

黄琦, 张治华, 汪照炎, 等, 2013. 囊性听神经瘤手术疗效分析. 中华耳科学杂志, 11(1): 28-32.

吕静荣, 吴皓, 黄琦, 等, 2009. 乙状窦后径路听神经瘤切除术中内镜辅助应用价值的探讨. 临床耳鼻咽喉头颈外科杂志, 23(1): 1-4.

汪照炎, 张治华, 贾欢, 等, 2013. 大型听神经瘤迷路径路手术中外耳道及鼓室的处理. 中华耳科学杂志, 11(1): 25-27.

吴皓, 2018. 听神经瘤. 上海: 上海科学技术出版社: 1-20.

杨军, 2010. 听神经瘤主要手术径路. 中国医学文摘 (耳鼻咽喉科学分册), 25(1): 33-35.

杨军, 郑贵亮, 2019. 进一步重视前庭康复. 临床耳鼻咽喉头颈外科杂志, 33(3): 204-206.

张力伟, 贾旺, 薛湛, 等, 2016. 听神经瘤多学科协作诊疗中国专家共识. 中华医学杂志, 96(9):676-680.

张治华, 黄琦, 汪照炎, 等, 2013. 听神经瘤治疗策略和手术效果的研究——附 594 例报告. 中华耳科学杂志, 11(1): 19-24.

张治华, 黄琦, 杨军, 等, 2011. 听神经瘤术后脑脊液漏影响因素和治疗策略. 中国耳鼻咽喉头颈外科, 18(5): 244-246.

Fisch U, Mattox D, 2012. 颅底显微外科学. 王正敏, 译. 上海: 上海科学技术出版社: 4-20.

Sanna M, Mancini F, Russo A, et al., 2014. 听神经瘤显微外科手术图谱. 2 版. 陈正侬, 译. 西安: 中国出版集团世界图书出版公司: 224-237.

Anschuetz L, Presutti L, Schneider D, 2018. Quantitative analysis of surgica freedom and area of exposure in minimal-invasive transcanal approaches to the lateral skull base. Otol Neurotol, 39(6): 785-790.

Kaul V, Cosetti M K, 2018. Management of vestibular schwannoma (including *NF2*): facial merve considerations. Otolaryngol Clin North Am, 51(6): 1193-1212.

Ölander C, Gudjonsson O, Kinnefors A, 2018. Complications in translabyrinthine surgery of vestibular schwannoma. Acta Otolaryngol, 138(7): 639-645.

Peng K A, Lekovic G P, Wilkinson E P, 2018. Pearls for the middle fossa approach in acoustic neuromasurgery. Curr Opin Otolaryngol Head Neck Surg, 26(5): 276-279.

Reznitsky M, Petersen M M B S, 2019. Epidemiology of vestibular schwannomas: prospective 40-year data from an unselected national cohort. Clin Epidemiol, 11: 981-986.

Brackmann D E, Shelton C, Arriaga M A, 2013. 耳外科学. 3 版. 孙建军, 译. 北京: 北京大学医学出版社: 544-559.

第九章

人工前庭植入术

第一节 概　　述

一、人工前庭

人工前庭（vestibular implantation）也称作前庭假体（vestibular prosthesis），是近十多年来随着人工耳蜗技术的不断成熟发展起来的主要针对一侧或者双侧外周前庭功能障碍的一种电子装置。人工前庭由类似于人工耳蜗的装置和三个电极组成（图9-1）。

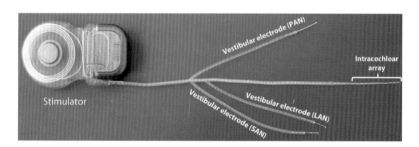

图 9-1　人工前庭植入体实物图

利用奥地利 Medel 公司的 SONATA 耳蜗电极改装的前庭刺激装置，三个电极分别刺激上、后、外半规管；Stimulator 为刺激器，Intracochlear array 为耳蜗电极，Vestibular electrode 为前庭电极，LAN 为外侧壶腹神经，PAN 为后侧壶腹神经，SAN 为上侧壶腹神经
资料来源：Perez F A, Guinand N, Van De Berg R, et al. , 2014. Artificial balance: restoration of the vestibulo-ocular reflex in humans with a prototype vestibular neuroprosthesis. Front Neurol, 29(5): 1−11

二、人工前庭植入术的历史演变

人工前庭植入经乳突径路手术将三个电极分别插入三个半规管，通过刺激前庭神经壶腹支提高前庭信号输入，提高或者恢复患侧及双侧前庭功能，使患者前庭功能部分恢复而达到控制严重平衡失调的目的。

1892 年，Ewald 通过机械刺激鸽子的特定半规管诱发反射性的头动，由此得出结论，选择性刺激半规管可以诱发与半规管平面一致的反射性头动。Tullio 和其他学者在其他物种上进一步明确了这一方向性的反射。19 世纪 60 年代，Cohen 和 Suzuki 进行了一系列的研究，通过电刺激前庭神经分支，证明了电刺激能诱发特定方向的反射性眼动。然而，利用这些结果来制造一个植入式的前庭神经刺激系统在当时是不可能的。

从 20 世纪 60 年代开始，耳蜗植入设备的发展推动了实现人工前庭所需要的大部分技术。Gong 和 Merfeld 设计了第一款人工前庭并植入了实验动物。

美国约翰斯·霍普金斯大学将这一技术扩展到三维，其前庭神经工程实验室的第一代多通道人工前庭假体（multichannel vestibular prosthesis version 1，MVP1）结合了三个相互正交的陀螺仪，其可以感知头部的三维旋转刺激，八个电极共享一个电源（图 9-2）。在由鼓室注射庆大霉素造成的双侧前庭病的动物模型上使用了这一装置，结果发现动物部分恢复了在任一半规管平面头动旋转时的前庭眼反射（vestibulo-ocular reflex，VOR）。

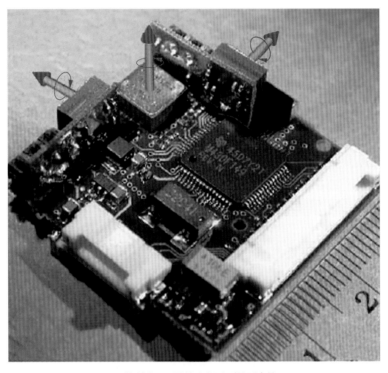

图 9-2　约翰斯·霍普金斯大学设计的 MVP1

MVP1 利用内置硅胶陀螺仪检测头部三维运动，并通过传感器将之转变为头位变化信息

资料来源：Della Santina C C, Migliaccio A A, HaydenR, et al., 2010. Current and future management of bilateral loss of vestibular sensation: an update on the Johns Hopkins Multichannel Vestibular Prosthesis Project. Cochlear Implants Int, 11 (Suppl 2): 2－11

尽管这一实验的结果令人鼓舞，显示了 MVP 临床实用的可行性，但研究人员也发现了关键的难点，特别是在对高速和高加速度头部运动进行编码的过程中。首先，对于前庭神经的某一个分支来说，电流的传播不仅会刺激目标分支，而且会影响邻近分支，从而导致 VOR 反应不一致。其次，人工前庭产生的 VOR 具有非对称性。眼球运动对脉冲频率的

调节（对应于头部运动向着植入侧运动）比对下调的反应更强（对应于抑制的头部运动）。尽管兴奋 - 抑制存在不对称性，但可在神经回路中许多因素的共同作用下协调出正常的VOR，而人工前庭无法实现。由于目前刺激扩散和兴奋抑制不对称性的缺陷，限制了MVP的临床应用。

<h1 style="text-align:center">第二节　适　应　证</h1>

1. 双侧前庭功能障碍　　人工前庭多用于治疗双侧前庭功能障碍疾病。其病因复杂，共同特征为双侧前庭功能均减退，临床表现包括振动幻视、平衡障碍、跌倒、姿态不稳及认知功能障碍等。

2. VOR 缺失　　由于 VOR 缺失，视网膜成像会随头部运动而运动，导致振动幻视及视觉敏感度下降，加之前庭脊髓反射缺失会导致姿态不稳，在老龄患者合并糖尿病等本身存在本体觉缺失的情况或视觉缺失时，极易导致患者不稳、跌倒。目前认为通过人工前庭植入，可重建 VOR，恢复此类患者的姿势稳定性、凝视稳定性，从而改善患者症状。

3. 其他　　人工前庭还可用来治疗复发性急性外周前庭功能障碍及中枢代偿不良的单侧慢性障碍等。

<h1 style="text-align:center">第三节　人工前庭植入的临床应用</h1>

迄今为止，只有少数的研究报道了人工前庭植入的临床数据。目前日内瓦大学及约翰斯·霍普金斯大学团队关于人工前庭的研究效果较为确切。

日内瓦大学的 Angelica Perez Fornos 教授率先在人体进行了前庭植入的临床试验。患者入选标准包括双侧前庭功能减退、VOR 增益 < 0.25，有 3 例患者入选。刺激电极为改制的 MED-EL 耳蜗植入电极，用于刺激前庭神经壶腹支。采用经迷路径路，在靠近壶腹部位磨开半规管，植入电极。术后开机调试后，通过感知头位运动的三维陀螺仪调节刺激电流，产生了明显的 VOR 反应，而关闭系统后，VOR 消失。结论认为，人工前庭可替代受损的前庭，是治疗双侧前庭功能丧失的有效手段。

华盛顿大学的 Merfeld 和 Della Santina 团队，对双侧梅尼埃病患者进行了前庭植入的临床试验。结果显示，单纯植入电极后可减轻梅尼埃病患者急性期眩晕发作程度，即 "peace maker" 效果。但目前学界对此存在争议，Angelica Perez Fornos 教授认为其效果是不可靠的，而且这种刺激与头位的变化并未进行关联，会造成前庭、听觉功能受损。

Guinand 等报道应用前庭植入治疗 11 例双侧前庭损伤患者，结果显示通过电刺激半规管恢复 VOR 是可能的。只有少数患者报告电刺激前庭神经后产生旋转感。

上述结果说明，对人类前庭系统进行慢性电刺激在技术上是可行的。这不仅为双侧前庭功能丧失的替代治疗带来了希望，而且增加了我们对前庭系统生理的认识。

第四节　小结与展望

双侧前庭功能障碍的患病率高，且随老龄化加剧，患病人数逐年增加。根据约翰斯·霍普金斯大学 2010 年的统计数据，双侧前庭功能障碍成人患病率为 120/10 万，发病率为 1.7/10 万，欧美患病人数约 70 万，全球约 600 万。对于双侧前庭功能障碍患者来说，眩晕及平衡障碍的直接后果就是跌倒可能，而对于 65 岁以上老人，跌倒导致的并发症是常见死亡原因之一。此外，前庭功能障碍也会严重影响日常活动，影响工作和生活。

对于双侧前庭功能障碍患者，目前并无可靠治疗方法，而通过人工前庭植入，可重建 VOR，恢复此类患者的姿势和凝视稳定性，从而改善患者症状。目前我国在人工前庭设计及研究方面尚处于初级阶段，国际上对于人工前庭的设计、验证也还在不断完善之中，距离临床推广应用尚有一定距离，需要通过大量的物理学、生物医学工程、基础动物实验，甚至人体实验对其进行改进，以期达到更好的临床应用效果。

（王利一　黄魏宁　任鹏宇）

▎本章参考文献▎

伊海金，杨仕明，2018. 人工前庭植入研究概况及进展. 中华耳科学杂志，16(3): 276−279.

Cohen B, Suzuki J I, 1963. Eye Movements induced by ampullary nerve stimulation. Am J Physiol, 204(2): 347−351.

Della Santina C C, Migliaccio A A, HaydenR, et al. , 2010. Current and future management of bilateral loss of vestibular sensation: an update on the Johns Hopkins Multichannel Vestibular Prosthesis Project. Cochlear Implants Int, 11 (Suppl 2): 2−11.

Gong W, Merfeld D M, 2000. Proto type neural semicircular canal prosthesis using patterned electrical stimulation. Ann Biomed Eng, 28(5): 572−581.

Guinand N, Pijnenburg M, Janssen M, et al. , 2012.Visual acuity while walking and oscillopsia severity in healthy subjects and patients with unilateral and bilateral vestibular function loss. Arch Otolaryngol Head Neck Surg, 138(3): 301−306.

Perez F A, Guinand N, Van De Berg R, et al. , 2014. Artificial balance: restoration of the vestibulo-ocular reflex in humans with a prototype vestibular neuroprosthesis. Front Neurol, 29(5): 1−11.

附录：
梅尼埃病的临床分期与疗效评定[①]

一、梅尼埃病的临床分期

根据患者最近 6 个月内间歇期听力最差时 0.5 kHz、1.0 kHz 及 2.0 kHz 纯音的平均听阈进行分期。双侧梅尼埃病，需分别确定两侧的临床分期。

Ⅰ期：平均听阈 ≤ 25 dB HL。

Ⅱ期：平均听阈为 26 ～ 40 dB HL。

Ⅲ期：平均听阈为 41 ～ 70 dB HL。

Ⅳ期：平均听阈 > 70 dB HL。

二、梅尼埃病的疗效评定

目前，根据《梅尼埃病诊断和治疗指南（2017）》对梅尼埃病的疗效进行评定。

（一）眩晕疗效评定

1. 梅尼埃病眩晕发作次数（需排除非梅尼埃病眩晕发作）　采用治疗后 18 ～ 24 个月期间眩晕发作次数与治疗之前 6 个月眩晕发作次数进行比较，按分值计。

得分 =（结束治疗后 18 ～ 24 个月期间发作次数 / 开始治疗之前 6 个月发作次数）×100。

根据得分值将眩晕控制程度分为 5 级：A 级，0 分（完全控制）；B 级，1 ～ 40 分（基本控制）；C 级，41 ～ 80 分（部分控制）；D 级，81 ～ 120 分（未控制）；E 级，> 120 分（加重）。双侧梅尼埃病应分别评定。不对眩晕和听力做综合评定，也不能用于工作能力的评估。

2. 眩晕发作的严重程度及对日常生活的影响　从轻到重，划分为 5 级。

0 分：活动不受眩晕影响。

1 分：轻度受影响，可进行大部分活动。

---

① 资料来源:《中华耳鼻咽喉头颈外科杂志》编辑委员会，中华医学会耳鼻咽喉－头颈外科学分会，2017.梅尼埃病诊断和治疗指南（2017）[J]. 中华耳鼻咽喉头颈外科杂志，52(3): 167-172.

2 分：中度受影响，活动需要付出巨大努力。

3 分：日常活动受限，无法工作，必须在家中休息。

4 分：活动严重受限，整日卧床或无法进行绝大多数活动。

3. 生活质量评价　　可采用眩晕残障问卷（dizziness handicap inventory，DHI）等量表进行评价。

（二）听力疗效评定

以治疗前 6 个月最差一次纯音听阈测试 0.5 kHz、1.0 kHz、2.0 kHz 的平均听阈减去治疗后 18 ～ 24 个月期间最差一次相应频率的平均听阈进行评定。分级如下：

A 级：改善 > 30 dB 或各频率听阈 < 20 dB HL。

B 级：改善 15 ～ 30 dB。

C 级：改善 0 ～ 14 dB。

D 级：改善 < 0 dB。

（三）耳鸣评定

耳鸣是梅尼埃病的伴随症状，部分患者的耳鸣可影响其生活质量。通过耳鸣匹配或掩蔽试验可以了解耳鸣声的特征。改良的患者"耳鸣痛苦程度"分级如下：

0 级：没有耳鸣。

1 级：偶有（间歇性）耳鸣，但不影响睡眠及工作。

2 级：安静时持续耳鸣，但不影响睡眠。

3 级：持续耳鸣，影响睡眠。

4 级：持续耳鸣，影响睡眠及工作。

5 级：持续严重耳鸣，不能耐受。

此外，可以采用耳鸣残障问卷（tinnitus handicap inventory，THI）等量表评价耳鸣对患者生活质量的影响。